从"心"开始 告别忧愁

——常见心理疾病问答

孙喜蓉　主编

上海科学普及出版社

上海市浦东新区卫生和计划生育委员会
精神医学重点学科

（PWZxk2017-29）

本书编委会

名誉主编：赵旭东、胡承平

主　　编：孙喜蓉

副主编：王　玲　王　强　诸秉根

编　　委：（按汉语拼音首字母排序）

陈发展　程小燕　樊希望　傅伟忠　高利民

葛　艳　胡满基　江　琦　金　莹　刘　亮

闵海瑛　闵　婕　裴　瑜　秦虹云　秦　瑀

宋　磊　沈燕敏　施美丽　谭红阳　童　捷

严彩英　姚苗苗　俞　玮　袁　杰　詹　婷

张　洁

图书在版编目（ＣＩＰ）数据

从"心"开始 告别忧愁:常见心理疾病问答/
孙喜蓉主编.—上海:上海科学普及出版社，2021(2024.4重印)
ISBN 978-7-5427-8001- 0

Ⅰ．①从… Ⅱ．①孙… Ⅲ．①心理疾病--问题
解答Ⅳ．①R395.2-44

中国版本图书馆 CIP 数据核字(2021)第 126226 号

责任编辑　陈爱梅

从"心"开始 告别忧愁
——常见心理疾病问答
孙喜蓉　主编
上海科学普及出版社出版发行
（上海中山北路 832 号　　邮政编码　200070）
http://www.pspsh.com

各地新华书店经销　　　　河北环京美印刷有限公司
开本 787×1092　　1/16　　印张 15.625　　字数 230 千字
2021 年 7 月第 1 版　　2024 年 4 月第 2 次印刷

ISBN　978 -7-5427-8001-0　定价：68.00 元

目 录

序 二

2016 年，习近平总书记在全国卫生与健康大会上发表重要讲话，指出：“没有全民健康就没有全面小康。”中共中央、国务院印发的《“健康中国 2030”规划纲要》明确了“共建共享、全民健康”是建设健康中国的战略主题，要求“普及健康生活、加强健康教育、提高全民健康素养”，要推进全民健康生活方式行动，要建立健 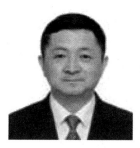 全健康促进与教育体系，提高健康教育服务能力，普及健康科学知识，其中指明了心理健康将作为我国卫生体系改革的未来方向。

精神医学相对于其他医学领域，起步较晚，在我国的发展仅有百来年的历史，人们普遍缺乏对于精神心理卫生的认知。并且在很长一段时期内，“精神”二字被大家嗤之以鼻，因无知、偏见和病耻感而耽误求助的最好时机，甚至造成不可挽回的结果。但我们精神科医师从未丝毫松懈对精神医学的研究。随着时代的变迁，人们逐渐改变了对精神疾病那根深蒂固的歧视和偏见，积极主动地寻求专业的精神心理辅导和治疗。因此，科普精神和心理卫生知识就变得尤为重要，人们能通过最直接的方式解答内心的疑惑。

恰逢本次新冠肺炎疫情，让心理健康再次引起人们的重视。在武汉疫情最严重的时候，国家卫健委第一时间组建心理援助队伍，及时给予当地群众和医护工作者最有力的支持。同时通过互联网传播、科普读本、宣传册等多种形式，让大家科学、合理地进行心理调适，特别是心理危机干预，得到广大群众的一致好评。本书就是想延续这种最简单、最直接、最有效的方式，科普人们最为关心的精神和心理健康的诸多问题，让大家对于精神疾病不再畏惧，能从容不迫地去面对。

在此，特别鸣谢上海市浦东新区卫生和计划生育委员会精神医学重点学科、上海市浦东新区医学会精神医学专业委员会的大力支持，感谢上海市浦东新区精神卫生中心、同济大学附属精神卫生中心（筹）所有编委们的辛勤付出。同时，向关注并携手致力于医学科普事业发展的上海科学普及出版社表示衷心的感谢！

上海市浦东新区精神卫生中心

同济大学附属精神卫生中心（筹）

院长　主任医师　博士生导师

同济大学医学院人文学院教授

健康中国行动专家咨询委员会委员

国家卫健委精神卫生与心理健康专家委员会委员

2020 年 12 月

序 二

心理障碍是指一个人由于生理、心理或社会原因而导致的各种异常心理过程、异常人格特征的异常行为方式，是一个人表现为没有能力按照社会认可的适宜方式行动，以致其行为的后果对本人和社会都是不适应的。目前，中国心理障碍的发病率在 20 年间提高了 10 倍，即每 8 人中就有 1 人存在心理问题。从某种意义来讲，心理健康甚至比躯体健康更为重要，也是衡量真正"健康"的标准之一。

上海市浦东新区精神卫生中心始建于 1959 年，又名上海市浦东新区心理咨询中心。2015 年开始与同济大学深入合作，成为同济大学附属精神卫生中心（筹）。目前，本中心设有普通精神科、心境障碍科、老年精神科、儿少精神科、临床心理科、内科（老年病专业）、中医科、防治科、临床检验科、医学影像科等临床科室，是浦东新区功能较为齐全，具有多样化、特色化服务，集精神科临床医疗、心理咨询、社区康复和科研培训功能为一体的专业精神卫生机构。经过 60 多年的发展积淀，在心理疾病的诊断、治疗、康复、预防等方面有丰富的经验。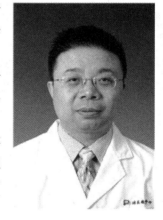

本书依托上海市浦东新区精神卫生中心、同济大学附属精神卫生中心（筹）平台，发挥本中心"精经乐道"专业科普优势品牌，在上海市浦东新区卫生和计划生育委员会精神医学重点学科的支持下，通过本中心 30 位专家的辛勤努力，分别从心理疾病的概述、流行病学、发病机制、临床表现、诊断治疗、风险因素、康复照护等，为读者详细阐述了心理健康到底是什么？用大家最易接受的一问一答的方式，生动形象地阐述常见的心理问题，让大家学会自我心理调节，更好地控制自己的情绪或帮助他人摆脱心理疾患的痛苦。

本书内容新颖、重点突出、言简意赅，适用于患者及其家属、青少年、大中小学老师、社区基层医生等各阶层读者。有助于提高识别个人不良情绪的能力、接受科学的诊断与治疗、帮助高危人群摆脱心理疾病的困扰，促进社会功能恢复，尽早回到正常的社会生活中。

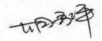

上海市浦东新区精神卫生中心
同济大学附属精神卫生中心（筹）
党支部书记 主任医师
2020 年 12 月

前　言

弗洛伊德曾说过："精神健康的人，总是能努力地工作和爱人，只要能做好这两件事，其他的事就没有什么困难。"这也就提示现代对于"健康"的重新定义，即一个人在身体、精神和社会等方面都处于良好的状态，而不仅是身体脏器无疾病。世界卫生组织（WTO）总干事谭德塞在2020年8月27日的例行记者会上说，全球有近10亿人受到不同程度的精神健康问题影响，有害使用酒精导致每年有300万人死亡，平均每40秒就有1人死于自杀。WTO在2012年发布《抑郁症：全球性危机》报告中指出，预计到2030年，抑郁症将上升至全球疾病负担中的首位。

2020年，一场突如其来的新冠肺炎疫情，打破了广大百姓原有的平静生活，人们对于停产、停学、居家隔离等生活模式，表现出各种不适，精神心理健康再次进入普通人的视野。曾在武汉体育馆方舱医院工作过的精神科医生王小平回忆道："患者面对突发卫生公共事件表现出失眠和焦虑情绪，还有少数人出现了惊恐、抑郁等精神病性障碍。"联合国机构间常设委员会（IASC）也在关于开展新冠肺炎疫情心理健康和社会心理工作的报告说明中给出了心理治疗的金字塔概念，用意是推进精神卫生深入社区和家庭，让大家都能享受到精神和心理基础服务。

中共中央、国务院印发的《"健康中国2030"规范纲要》，把促进心理健康作为我国卫生体质改革的重要内容，给中国的健康事业发展指明了方向。加强心理健康服务体系建设和规范化管理，加大全民心理健康科普宣传力度，提升心理健康素养；加强对抑郁症、焦虑症等常见精神障碍和心理行为问题的干预，加大对重点人群心理问题早期发现和及时干预力度；全面推进精神障碍社区康复服务；提高突发事件心理危机的干预能力和水平等。结合这一时代契机和广大读者对于个人心理健康问题的认知，也成为我们编撰本书的动力。

本书详细阐述了精神和心理方面的常见疾病，包括抑郁症、焦虑症、儿童青少年心理障碍、婚姻家庭危机、双相情感障碍、老年性痴呆、睡眠障碍、精神分裂症、成瘾物质所致精神障碍等，通过一问一答的方式，通俗易懂地让读者了解疾病的定义、病因、流行病学、遗传学、临床表现、诊断标准、治疗方式、康复途径、照护方法、法律法规等。书中所有问题均征集自患者、家属、社区百姓、学校老师、临床医护工作者、社工等群体，但因受本书篇幅所限，仍可能挂一漏万，好在读者可从本书所附的上海市浦东新区精神卫生中心的微信公众号中聆听部分内容的语音版，如有疏漏之处，望广大读者理解和指正。

　　本书集结了精神和心理工作者几十年的智慧结晶，感谢上海市浦东新区医学会精神医学专业委员会、上海市医学会精神医学专科分会、上海市医学会行为医学专科分会、上海市女医师协会医学科普专委会、上海市医院协会精神卫生中心管理专委会、中国女医师协会心身医学与临床心理学专委会的指导；感谢上海市浦东新区卫生和计划生育委员会精神医学重点学科（PWZxk2017-29）的大力支持；感谢上海市浦东新区精神卫生中心、同济大学附属精神卫生中心（筹）的同仁们的不懈努力；感谢本书所有的编委们认真细致的编撰工作；感谢上海市浦东新区卫生中心、同济大学附属精神卫生中心（筹）赵旭东教授、胡承平教授的指导。历经一年时间，本书终于可与广大读者见面，我衷心期待通过本书的科普，能让精神心理学不是遥不可及，而是成为人们心理调适的良师益友。

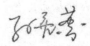

上海市浦东新区精神卫生中心

同济大学附属精神卫生中心（筹）

2020 年 12 月

抑郁症到底离我有多远

抑郁症是最常见的精神障碍之一，可由各种原因引起，以显著而持久的情绪低落为主要临床特征，且情绪低落与其处境不相称，临床表现可以从闷闷不乐到悲痛欲绝，甚至发生木僵；部分病例有明显的焦虑和运动性激越；严重者可出现幻觉、妄想等精神病性症状。部分患者存在自伤、自杀行为，甚至因此死亡。

抑郁障碍单次发作至少持续 2 周，病程常迁延，多数病例有反复发作的倾向，每次发作大多数可以缓解，部分可有残留症状或转为慢性，可造成严重的社会功能损害[1]。

一、抑郁症发病率到底有多少?

世界卫生组织（WHO）的调查显示，抑郁症的患病率呈现快速上升趋势。截止 2019 年，全球约有 3.22 亿抑郁症患者，占总人口的 4%[2]。并且，其高发病、高复发、高致残的特点，已严重困扰着人们的工作、学习、生活和日常人际交往。

在我国，抑郁症同样是一种非常普遍的精神疾病。中国健康教育中心心理健康调查显示：超过 50% 的职业人群处于抑郁状态。2014 年《自然》杂志报道了全球抑郁症流行病学情况，其中中国抑郁症患病率为 3.02%。若以 3% 的普通人群患病率推算，中国约有 3900 万抑郁症患者，但真正接受抗抑郁有效治疗的比例不足 10%[3]。正视抑郁症并及时接受心理治疗，才是减少疾病带来伤害的最有效的途径。

---

[1] Kun L , Tao Z , Lujian L , et al. β CaMKII in lateral habenula mediates core symptoms of depression[J]. ence (New York, N.Y.), 2018, 2013 (6149):1016-20.

[2] Thompson C , , Kinmonth A L , Stevens L , et al. Effects of a clinical-practice guideline and practice-based education on detection and outcome of depression in primary care: Hampshire Depression Project randomised controlled trial[J]. Lancet (London, England), 2019, 2000 (9199):185-91.

[3] Anthes E . Depression: A change of mind[J]. Nature, 2014, 515(7526):185-7.

二、为什么会导致抑郁症呢?

研究显示,抑郁症与我们大脑内的快乐递质——去甲肾上腺素、五羟色胺和多巴胺这三种单胺类神经递质有关,通过其相互联系,能起到调控情感、认知以及行为的作用,只有三种"快乐递质"齐心协力才能让我们拥有稳定的情绪。

抑郁症患者通常可以理解为单胺类神经递质活动减少、耗竭或功能紊乱,造成正性情感太少或负性情感太多。正性情感减少会导致心境低落,幸福感、愉悦感、兴趣、快乐、能量和激情等的丧失;负性情感太多不仅会导致抑郁心境,还会产生内疚、恐惧、焦虑、敌意和孤独感。

多巴胺递质系统就如一台发动机,它的功能紊乱可能参与了正性情感的减少,而五羟色胺递质系统犹如一台"吸尘器",它的功能紊乱可能会导致负性情绪过多产生。去甲肾上腺素递质系统则具有双重作用,它的功能紊乱可能对两个过程都有影响[1]。

三、什么样的人容易得抑郁症?

研究显示,抑郁症患者存在病前人格的易感性,与其神经质、消极人格特征关系密切。具有以下几个特征的人抑郁障碍的易感性较高。

1. 敏感好胜。个体经常与比自己优秀的人进行比较,个体对他人的评价言论或肢体上的语言非常敏感,容易引起情绪上的焦虑或抑郁,情绪波动起伏较大。

2. 封闭防御。个体不想与外面世界接触,也不想与人沟通。个体内心基本不相信他人有善意行为,表现出独来独往的生活习惯,即使需要与人沟通交流也只是形式化、表面化。

3. 自我专注。只关心自身感受,即使是微小的变化也极为敏感,对人性和社会有着复杂认识,不能客观地看待周围环境。

4. 完美主义。个体做事小心谨慎、认真细致、考虑周全、严谨刻板和追求完美,做事缺乏勇气和灵活性。

---

[1] Femke, Lamers, Yuri, et al. Longitudinal Association Between Depression and Inflammatory Markers: Results From the Netherlands Study of Depression and Anxiety.[J]. Biological Psychiatry, 2019.

5. 退让顺从。个体与他人交往中表现出软弱，无力面对人际冲突。

四、抑郁症会遗传吗?

抑郁症患者最关心也是疑问最多的就是抑郁症到底会遗传吗？情感障碍遗传因素的研究显示，双相情感障碍患者的一级亲属（父母、子女、兄弟、姐妹）的发病率较正常人高 8~18 倍，抑郁症发病率较正常人高 2~10 倍；抑郁症患者的一级亲属双相情感障碍发病率较正常人高 1.5~2.5 倍，抑郁症发病率较正常人高 2~3 倍。

通俗地讲，就是抑郁症患者所生小孩患有情感障碍疾病的概率低于双相情感障碍，但高于正常人[1]。

五、抑郁症都是如何诊断出来的呢?

根据 ICD-10 诊断标准：心境低落、兴趣和愉快感丧失，易疲劳是最典型的抑郁症状，其他常见症状是：

1. 集中注意和注意的能力降低。
2. 自我评价和自信降低。
3. 自罪观念和无价值感（即使在轻度发作中也有）。
4. 认为前途暗淡悲观。
5. 自伤或自杀的观念或行为。
6. 睡眠障碍。
7. 食欲下降[2]。

六、儿童、青少年也会得抑郁症吗?

现代社会竞争激烈，在父母"望子成龙、望女成凤"的心理驱动下，孩子努力学习的过程经常会伴随高度的精神紧张，压力过大，久而久之

[1] 谢永芳、王玲、舒坤贤,等. 抑郁症遗传因素的研究进展[J]. 国际精神病学杂志, 2018, 045(005):775-777,784.
[2] Whitty, P. NICE, but will they help people with depression? The new National Institute for Clinical Excellence depression guidelines.[J]. British Journal of Psychiatry the Journal of Mental Science, 2018, 186(3):177-178.

必然会产生心理疲倦感。这一厌倦情绪如不能及时得到正确的疏导，一旦积压过多就会出现兴趣缺乏、成绩下降、情绪低落等表现，如此恶性循环便极有可能增加儿童、青少年罹患抑郁症的风险。

孩子如果表现出厌学情绪，家长首先应该注意教育方法是否得当，是否给孩子过大的压力、是否对孩子的期望值超过了孩子的实际能力、孩子对自身能力的认识和定位是否恰当、在学校及其学习过程中是否遇到困难等，如果存在上述问题，家长应及时调整自己的教育方法，帮助孩子克服困难，走出困境。

七、老年人的抑郁症是什么表现呢？

老年人的抑郁症以躯体不适为主要临床表现，抑郁症状为躯体症状所掩盖，故称为"隐匿性抑郁症"。躯体症状可表现为：

1. 疼痛综合征：如头痛、嘴痛、胸痛、背痛、腹痛及全身疼痛。
2. 胸部症状：胸闷、心悸。
3. 消化系统症状：厌食、腹部不适、腹胀、便秘。
4. 自主神经系统症状：面红、手颤、出汗、周身乏力等。

在这些症状中，以找不出器质性基础的头痛及其他躯体部位的疼痛为常见。此外，周身乏力、睡眠障碍也是常见症状。

因此，在生活中如果碰到有各种躯体诉述（尤其各种疼痛），查不出相应的阳性体征，或是有持续的疑病症状的老年患者，可建议其选择精神科就诊。

八、产后抑郁应该如何预防？

产后抑郁是在分娩后的第一周出现的明显的抑郁症状或典型的抑郁发作。

之所以会出现产后抑郁，其一同分娩后血液中激素水平剧烈变化有关；其二是心理社会因素，包括产妇人格特征、分娩前心理准备不足、产后适应不良、产后早期情绪不良、睡眠不足、照顾婴儿过于疲劳、产妇年龄小、夫妻关系不和、缺乏社会支持、家庭经济状况、分娩时医务人员态度、婴儿性别和健康状况等等。此外家族里有人患有抑郁症或者精神疾病也是重要的影响因素。

产后抑郁的母亲往往不能有效的照顾好婴儿，患者会感到自责自罪，严重者甚至会伤害婴儿。有研究显示既往有抑郁史者产后抑郁概率为 25%，既往有产后抑郁史者再生产的产后抑郁概率为 50%。所以女性生产后注重身体健康的同时也要关注自己的情绪健康，家人对待产妇不应由产前的精心照顾到产后的突然懈怠，应一如之前关注产妇的情绪变化，给予足够的关心和照顾，并分担孩子的养育工作，使产妇保持健康的身体状态及愉悦的心情，从而预防产后抑郁的发生。

九、为什么会时而抑郁，时而开心，喜怒无常呢？

情绪持续不稳定，反复交替出现情绪高涨与低落，但程度均较轻，不符合躁狂发作或抑郁发作时的诊断标准，我们称之为"环性心境障碍"。情绪高涨时表现为十分愉悦、活跃和积极，且在社会生活中会做出一些承诺；但转变为抑郁时，不再乐观自信，而成为痛苦的"失败者"。随后，可能回到情绪相对正常的时期，或者又转变为轻度的情绪高涨。一般情绪相对正常的间歇期可长达数月。这种不稳定一般开始于成年早期，呈慢性病程。

由于情绪波动的幅度相对较大，当情绪高涨时工作热情会很高，能取得较好的工作成绩，环性心境障碍的患者难以保持较好的工作、学习状态，导致经常变换工作、住所，不断地经历失恋或婚姻失败，甚至酒精或药物成瘾。很少患者会因此而就医，常常被解释为"脾气不好"或"喜怒无常"。

十、如何治疗抑郁症呢？

从患者角度来说，自己或是亲人一旦出现抑郁症状，要立即采取行动，不能拖延。首先到正规的医院接受综合检查和系统治疗，要配合医生，不能擅自加减药物剂量或换药。

从疾病角度来说，抑郁症也分为轻度和重度，轻者如感冒一样，当事者通过积极的自愈机制而得到修复，大约有三分之一患者不治疗，最后也会逐渐痊愈。还有三分之二的患者需要通过药物治疗才能有效缓解病情，心理咨询作为辅助方法，主要是改变患者的不良认知模式，进而可以减轻抑郁。对于中度和重度的抑郁症患者，则需要及时的抗抑郁药物的治疗，必要时还需要无抽搐改良电休克（MECT）治疗以尽快控制消极情绪，降低自杀风险。

十一、抑郁症需要治疗多久时间呢？

抑郁症全病程治疗策略分为急性期治疗、巩固期治疗和维持期治疗（1/A）。

急性期治疗（8~12 周）：控制症状，尽量达到临床治愈与促进功能恢复到病前水平，提高患者生活质量。急性期的疗效决定了患者疾病的结局和预后，需要合理治疗以提高长期预后和促进社会功能康复。

巩固期治疗（4~9 个月）：在此期间患者病情不稳定，复燃风险较大，原则上应继续使用急性期治疗有效的药物，并强调治疗方案、药物记录、使用方法保持不变。

维持期治疗（2~3 年）：多次复发（3 次或以上）以及有明显残留症状者主张长期维持治疗[1]。

十二、抑郁症好了后，还会复发吗？

首次抑郁症发作后如果不服药，大约有三分之一的患者会在一年内复发，50%的患者在疾病发生后 2 年内复发，75%~80%的患者会在 5 年之内复发。持续、规范的全程治疗可以有效地降低抑郁症复燃/复发率。

随着社会飞速发展，生活压力陡增，人们获取心理健康知识需求加剧，抑郁症也逐渐进入大众的视野。抑郁症可通俗地解释为一种"心灵感冒"，可涉及各年龄和阶层的人群。如出现显著而持久的情绪低落、闷闷不乐、悲痛欲绝，甚至出现自伤、自杀行为，就是典型的抑郁症状。轻则可自愈，重则需要心理危机干预，甚至抗抑郁药物治疗。只有"早发现、早诊断、早治疗"才能有效控制抑郁症，减少复燃风险。

---

[1] Simon G E , Vonkorff M , Barlow W . Health Care Costs of Primary Care Patients With Recognized Depression[J]. Archives of General Psychiatry, 2016, 52(10):850.

孙喜蓉

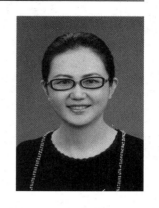

- 硕士学位，精神科主任医师，教授，优秀学科带头人
- 上海市浦东新区精神卫生中心、同济大学附属精神卫生中心副院长
- 西部精神医学协会物理诊疗专委会副主任委员
- 中国中医药研究促进会精神卫生分会常务委员
- 中国女医师协会心身医学与临床心理学专委会委员
- 中国医师协会精神科医师分会物理治疗工委会委员
- 上海市心理卫生学会第六届理事会理事
- 上海市医学会精神医学专科分会委员
- 上海市医学会行为医学专科分会委员
- 上海市医师协会精神科医师分会委员
- 上海市女医师协会医学科普专委会委员
- 上海市中西医结合学会精神疾病专委会委员
- 上海市医院协会精神卫生中心管理专委会委员
- 上海市浦东新区医学会精神医学专委会主任委员
- 从事精神科 20 余年，擅长精神科常见疾病的诊治，尤其在抑郁障碍、双相情感障碍等的诊治及 rTMS 治疗有很独特的见解。承担局级以上科研项目 10 余项，先后在国内外核心期刊上发表论文 30 余篇，主编/参编《临床药物治疗学》等 6 部，获专利 2 项

心理行为障碍的药物治疗

心理行为障碍有许多种类：有轻度的失眠、抑郁、焦虑、激越、烦躁；也有比较重的幻觉妄想、兴奋躁狂、行为怪异等等。从程度上大致可以分为轻、中、重三种。短期的轻度，甚至中度心理行为障碍，可以通过心理、行为调整或治疗获得改善。但重度心理行为障碍，包括较长时间的中度心理行为障碍，常常需要采取药物治疗才能有效地控制病情，获得较快而彻底的疗效。

一、对于心理行为障碍，究竟有哪些类型治疗药物，如何正确服用？

包括抗抑郁药物、抗焦虑药物、稳定心境剂、抗精神病药物、镇静助眠药物、抗强迫症药物、改善认知药物、改善多动及注意力缺陷药物等等。上述类型药物均为处方类药物，需要在专业医生指导下服用。

二、俗话"心病需要心药医"，为什么心理行为问题需要这些药物来治疗？

首先，如果是短期的、轻中度的心理行为障碍，在大脑内形成机制方面，常常是程度比较浅的、可逆的。因此，适当的心理行为咨询或治疗，就可以恢复健康，"心病"用"心药"医就可以了。但即使是轻中度心理行为障碍，如果已经反反复复发病，造成越来越多的不良影响，那么采取的一些心理行为治疗就难以产生恒久的效果，可能意味着在大脑内已形成顽固致病的机制，不容易去除，这种情况很可能需要借助有关药物了。

其次，与其他的疾病一样，心理行为障碍存在（早期）易感因素、（近期）促发因素及维持因素，三个方面的因素。早期易感因素，可能是后天教育或有关经历造成的，比如不良认知习惯、行为习性等，对于这样情况采取心理行为治疗比较合适；而如果早期易感因素是遗传性的，或其他生物学原因造成的，这样的情况则需要药物治疗，以平衡或对抗大脑内比较顽固存在的易感疾病机制。

此外，严重的心理行为问题，不管是急性还是慢性的幻觉妄想，兴奋躁狂，行为怪异，缺少自我认知等等。在排除器质性疾病后，首选的应该是药物治疗，只有控制了言语行为紊乱症状，才能考虑做适当的心理行为治疗。

三、除了药物治疗之外，是否可以采用手术介入治疗？

手术介入治疗到目前为止还是万不得已的办法。经过科学家的不断探索，通过外科手术的确能改变患者某方面的功能性机制，不过仍还存在诸多伦理问题。

因为大脑的活动情况是网络结构，它跟我们电脑的网络有得一比。所以说胃肠道的、肝脏的手术，它是一个定位性的手术，这个地方长了肿瘤，把它挖掉就可以了。大脑则是一种网络工作机制，这种网络的问题不是手术切掉一块，或者刺激一个地方就能简单解决的。手术介入治疗是否采用还有待进一步研究。

四、常见的心理治疗方法有哪些？

心理治疗，从目前主流的流派来说，有精神分析方面的，或者叫精神动力方面的；有行为主义学派的；还有认知学派的。就具体的治疗方法来说，也是在不断变化当中，发展至今已经有 100 多种。

心理治疗从哲学层面来说，自从我们人类有了语言，就有语言的心理治疗作用了。因为心理治疗就是 talking，就是通过语言来影响对方。治疗心理疾病的药物是从 20 世纪 60 年代开始慢慢研发出来的，这是比较晚近的事情，是在脑科学研究或者神经科学研究的基础上一点一点研发出来的。目前公认的观点是，中度以上的心理障碍肯定是药物治疗加上心理治疗是最好的治疗，单单药物或者单单心理治疗还是不够的，需要双管齐下。

五、药物是否会造成成瘾问题或服用后停不下来？

这个问题是经常被问及的。部分抗焦虑药物及镇静助眠药物，如果不合理使用，确实存在成瘾可能。多数抗抑郁药物，确实不能突然停药，骤停用药存在戒断症状，但它们不是成瘾类药物。在专科医生指导下服用、停药，这些问题应该可以得到解决的。

此外，服用后停不下来的一个原因是疾病反复或再发。这是因为大脑内有比较顽固的疾病机制，只有用药物才能平衡或对抗，停药了就会反复。或是存在还没有充分得到解决的潜在社会、心理因素，而这些深层次的社会、心理因素可能使有关心理行为障碍迁延不愈，或反复地触发疾病。所以这些患者在服药期间，要尽力识别潜在的社会、心理因素，才能恢复得彻底，并可以停止服药。

六、这些药物是否对身体及精神行为方面产生不良反应，如何避免？

是药三分毒！尽管经过前期动物实验及广泛使用于患者前的严格临床论证，但这些药物还是可能存在种种不良反应，特别是对于某些敏感个体（使用其他类型药物治疗疾病也存在类似的问题）。因此，需要不断门诊随访，仔细观察服药的反应，及时处理有关不良反应。在服药过程中，有患者及家属经常把本来的症状当成药物不良反应，而擅自减药或停药，这是不妥的。如果有疑问，及时复诊，让医师做出准确判断及处理。

七、用于失眠的药物有哪些，如何恰当使用？

失眠是很常见的问题，人群中一半的人体验过失眠，但多数是短暂、一过性的，少数（约 12%）为经常性的，失眠症的诊断标准是至少每周发生 3 次，并至少已持续 1 个月。抑郁症、焦虑症等心理行为障碍，常常存在失眠症状，因此对于失眠问题，不要轻视，要及时寻求专科医生进行全面评估及诊治。对于轻度或一过性失眠，心理行为处置很重要，改变一些行为习惯，如避免睡前紧张、兴奋活动，或不害怕合理因素下的失眠（如喝咖啡后），失眠症状就可以获得改善（此后会睡得多一些，所谓"睡眠反跳补偿"）。一般不需要服用药物，也可短期使用助眠药物。

对于失眠症或慢性失眠症患者，则需要全面评估失眠情况，寻找早期易感因素、促发因素及使失眠迁延不愈（甚至恶性循环）的因素。不少患者存在不良认知或不良睡眠习惯问题；部分患者存在潜在的抑郁、焦虑问题而使失眠迁延不愈；部分存在基因因素，已发现几十个与睡眠有关的基因，有关基因突变会造成睡眠推迟或提前，或睡眠质量不佳（浅而易醒）；少数失眠患者实际上患的是特殊类型的睡眠障碍，如快动眼睡眠期行为障碍、不宁腿综合征，而不是一般意义的失眠问题。根据这些潜在原因，做针对性的处置是治疗失眠症的关键。如存在不良的认知因素，需要采取认知行为心理治疗。

目前用于治疗失眠症的药物，主要为苯二氮□类（俗称安定类）、新型非苯二氮□类（Z 药）。根据在体内作用时间，苯二氮□类有短（＜5 小时）、中（5~20 小时）、长时间（＞20 小时）三类；新型非苯二氮□类均是短时间的。这类药物均具有成瘾性，需要在专科医生指导下服用。

少数慢性失眠症患者存在敏感、强迫害怕睡眠，夜间高唤醒，抑郁、焦虑等问题，可以使用适当的具有镇静助眠作用的抗精神病药物、抗抑郁/焦虑药物。

诸秉根

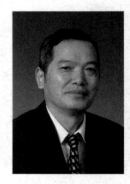

- 上海市浦东新区精神卫生中心副院长
- 第二军医大学医学博士、复旦大学博士后
- 曾留学德国 Ulm（乌尔姆）大学等
- 从事精神医学临床及相关教学、科研工作三十余年
- 主任医师，同济大学医学院医学专业学位博士生导师
- 发表学术论文 50 余篇，其中 17 篇为 SCI（或 SSCI）国际期刊论文
- 临床上善于从生物、社会、心理多方位认识疾病，服务患者。擅长焦虑症、抑郁症、青少年学习困难、饮食障碍、性功能障碍与性行为异常等精神心理疾患的诊断和治疗

精神分裂症的误解与事实

约翰·纳什（John Forbes Nash Jr.），是电影《美丽心灵》男主角的原型，美国普林斯顿大学教授，世界著名经济学家、数学家，诺贝尔经济学奖获得者。博弈论中的"纳什均衡"（Nash Equilibrium），是他最为人们所熟知的学术成果。然而，就在这些光鲜成就的背后，人们所不知道的是，他曾在很长一段时间里遭受着精神分裂症的困扰。纳什说："我认为，疯癫可以是一种（对现实世界）的逃避。如果事情不尽如人意，你也许就想要幻想出更美好的事情来。在我的疯癫中，我曾认为自己是这个世界上最为重要的人。"

如果说，抑郁症、焦虑症、强迫症正在逐渐为人们所认识和了解，并接纳它们为"正常人"，那么精神分裂症，就是那个仍然被无情划分在"疯子"世界里的精神障碍。

一、关于"精神分裂症"的误解有哪些?

误解 1： 精神分裂症（Schizophrenia）是十分罕见的。

事实 1： 每 100 人中，就有 1 人可能被诊断为"精神分裂症"。

世界范围内，精神分裂症的发病率约为 1%。根据世界卫生组织的最新数据显示，全球受精神分裂症困扰的人数超过 2100 万人[1]。

误解 2： 精神分裂症，就是一个人分裂出很多不同的人格/个性。

事实 2： 精神分裂与人格分裂是两种不同的精神障碍。

"分裂出很多不同人格"，在临床诊断中被称为"分离性身份识别障碍"，指的是人格的分裂。如《24 个比利》中，男主人公时而是一名成年男子，时而又是一名青春期少女，就是一种人格分裂的表现。

不同于人格分裂，"精神分裂"更多指的是一个人认知与感官的统合失调，是感知与现实之间的分裂。比如，出现幻觉就是一种典型的表现。

---

[1] Mackay A V , Bird E D , Spokes E G , et al. Dopamine receptors and schizophrenia: drug effect or illness?[J]. Lancet (London, England), 2019, 1980 (8200):915-6.

误解 3：精神分裂症是突发的，如果一个人受了特别大的刺激，就会患上精神分裂症。

事实 3：精神分裂症的发病，受到个体本身的基因、生物学及环境因素的影响。基因、生理与环境因素，是精神分裂症的风险因素。

父母中的一方患有精神分裂症的人，其患病风险达 13%，而若父母双方都患有精神分裂症时，其风险则高达 50%。另外，父亲年龄过大、母亲在孕期的压力、病毒感染、营养不良、糖尿病等，也被认为与孩子患精神分裂症相关。

突发的创伤性事件，并不一定会导致一个人患上精神分裂症。

此外，临床证据显示，大多数情况下，患者都是逐渐地、缓慢地发展出一系列具有诊断意义的症状的。精神分裂症并非一种突发性的疾病。

误解 4：精神分裂症患者都有暴力倾向，对社会危害很大。

事实 4：精神分裂症作为疾病本身，并不与暴力行为直接相关。统计显示精神分裂症患者自伤的风险远高于伤害他人。不仅如此，他们也更经常是暴力行为的受害者。

精神分裂症患者在发病时，有很大一部分症状为阴性症状，如情感表达、行动意志的减少。换句话说，一个人患上了精神分裂症，并不意味着他会有更多的攻击性。

误解 5：精神分裂症是不治之症。

事实 5：目前世界上已有对精神分裂症有效的治疗方案。

众多临床证据显示，在抗精神病性药物、社会心理支持等相关专业服务的帮助下，大多数精神分裂症患者能够在一定程度上恢复社会功能，并有一部分患者能够完全康复。

二、精神分裂，是感知与现实的分裂吗？

Schizophrenia，源于希腊语"schizein"意为 "分开"（to split），"phren"意为"心灵"（mind）。该词最早由瑞士的精神科医生布洛伊勒（Eugen Bleuler）所创造，以此来描述他的病人中所出现的感受与想法之间统合失调的状况。

在《美国精神障碍诊断与统计手册（第五版）》（DSM-5）中，精神分裂症被列为精神分裂症谱系及其他精神病性障碍中的一种严重的、长期性的精神障碍，其发病的高峰在青少年晚期至成年早期（16~30 岁）[1]。

越来越多的研究与临床证据表明，精神分裂症是由一系列神经发育问题所导致的、一种存在生理基础的精神疾病，它影响着人们的思维、情绪、行为、语言及对自我的感知，使人们的感知与真实世界逐渐被割裂开来。

目前，在 DSM-5 中，对精神分裂症的诊断标准包括了患者常表现出的一些阳性与阴性的症状。

阳性症状，也称为精神病性症状，体现了患者与真实世界之间的距离。主要包括：妄想（如被害妄想、关系妄想、钟情妄想等等）；幻觉（主要以幻听为主）；言语紊乱；明显紊乱或紧张症的行为（如僵硬的动作或姿势）。

阴性症状并不仅仅出现在精神分裂症患者身上，还可能出现于如抑郁等其他情绪或精神障碍患者身上，如情绪表达减少，意志减退（没有兴趣参与工作或社交活动）等。

通常，阳性症状更容易被药物治疗，也更能够随着年龄的增长而症状减少；而阴性症状存在得更持久，也对患者的预后与生活质量影响更大。

此外，精神分裂症还表现为一些其他的症状，如认知能力的下降，无法集中注意力、短时记忆出现问题（即刚学到的东西转眼就忘）等。

同时，认知能力的下降还可能使得精神分裂症患者对自身疾病的觉察力变弱。所以有些时候，可能并不是他们不愿意就医，而是他们无法察觉到自己的异样。

在以上的症状中，值得注意的是，精神分裂症患者的那些固执的想法之所以被称为"妄想"（一般人也可能会有一些固执的想法），一方面是因为这些想法通常比较古怪，更重要的则是因为，即便现实中存在确凿的客观证据与他们所持的观点相悖，也无法动摇他们心中的那些想法。

---

[1] Francesmonneris A , Pincus H , First M . Diagnostic and Statistical Manual of Mental Disorders: DSM-V[M]. American Psychiatric Association, 2013.

三、面对精神分裂症，我们能怎么办？

及时有效的干预对于精神分裂症患者的预后和功能的恢复有积极的意义。因此，我们首先需要了解一些精神分裂症的早期预警症状，当自己或者身边的人短时间内（2周）频繁出现这些症状时，需要尽早寻求专业的帮助。预警症状包括：听见或看见一些别人看不见的东西；总感觉自己被人监视；不恰当或怪异的言语、行为、身体姿势等；学习或工作表现出现严重下滑；在个人卫生方面和外表发生了很大的改变；越来越少与人来往；对所爱的人表现出不理性的、愤怒的、或恐惧的反应；无法入睡或无法集中注意力；对宗教或神学产生极度固执的想法。

如你身边的人，被确诊为精神分裂症，以下的贴士可能对你有所帮助：

1. 认识到"精神分裂症"是一个长期的疾病，且照顾精神分裂症患者会是一件不容易的事。

2. 精神分裂症患者所感受到的幻觉或妄想等，对于他（她）而言是十分真实的。你需要尊重、支持、友好地对待他（她），让他（她）了解，你尊重你们彼此看待世界的不同方式。

3. 鼓励他（她）坚持治疗，帮助他（她）好好吃药。目前对于精神分裂症的治疗主要有抗精神病类药物与社会心理支持，后者包括心理咨询、社区支持等等。你需要帮助自己和他（她）都了解到精神分裂症虽然是精神疾病，但存在生物性的原因，需要使用药物。

每个患者对于抗精神病类药物的有效性、不良反应都不同，并且有时候会有需要尝试不同的药物才能找到适合自己的药物，因此，需要不断地给予他（她）支持和鼓励。

另外，突然停药是十分危险的，可能导致症状的恶化，你需要提高警惕，鼓励他（她）遵循医嘱，监督他（她）按时按量地服药。

四、精神分裂症和人格分裂有什么不一样呢？

实际上，对精神病非常规范的定义，大概只有几十年的时间。对精神分裂的诊断，包括药物治疗也比较晚近。我国不少民众经常会把精神病和神经病、精神障碍这些概念弄混淆。

在国际疾病分类诊断第10版（ICD-10）中对精神病的概念有非常

严格的定义。即：首先有幻觉或者有妄想，所谓的幻觉就是看到别人看不到的东西，而且信以为真；或者听到别人听不到的声音，并信以为真；或者是感觉到别人感觉不到的感触等等。这些就是我们所谓的幻触、幻嗅、幻味等。所谓的妄想就是涉及个人自我，并且信以为真的，经过事实证明很难纠正的[1]。

其次，根据内容种类，还有一种"广泛性的兴奋"。其实，兴奋这种行为，我们每个人都有，如一个球迷，看世界杯比赛可能会大喊大叫，非常兴奋，这样不能说患有精神病，除非是在他生活的所有方面都表现出持续的不受控制的兴奋状态，这种状况我们可以定义成精神病性。相反，在精神性运动迟滞严重的时候可能会出现木僵或者是缄默状态。所谓的迟滞就是不言不语不动，或者是思维非常迟缓。在我们日常生活中，即使普通大众，也是很容易辨别出这些精神病性症状。一种是特别亢奋，一种特别的呆滞，还有所谓的幻觉、妄想，只要符合这4类当中的一类，我们就可以把它定义为精神病性的。

对于精神病性症状，除了精神分裂症以外，还有躁郁症，或者严重的抑郁症，均会出现一些精神病性的症状，这都属于精神病的范畴。举个简单的例子，一个患者坚称"我是永远的20岁"，其实他已经40多岁或者50多岁，如果你问他你今年几岁？他说"20岁"。再问他今年是几几年，他说是2020年。你哪一年出生的？他说我是1960年出生的，或者是1980年出生的，那么你减一减是多少岁呢？他说2020-1980是40，你多少岁？他的回答还是20岁。

人们会很好奇他为什么要坚称自己是20岁，如果病人愿意解释，他慢慢地会把这个妄想的原因告诉你，可能这个理由你是难以接受的，但是这就是他的理由。

五、精神分裂症发病率很高吗？

北大六院黄悦勤教授在《柳叶刀》杂志上发表的流行病学调查指出：现在我国精神分裂症的患病率大约为0.6%~0.7%，这是一个整体的终身

---

[1] Jakobsen K D，Frederiksen J N，Hansen T，et al. Reliability of clinical ICD-10 schizophrenia diagnoses[J]. Nord J Psychiatry, 2009, 59(3):209-212.

患病率，也就是从一个人出生到死亡的患病率[1]。如果用这个患病率乘以我国的人口基数，这会是一个非常大数字。虽说患者较多，但是并不代表这个病是非常普遍或者流行的。

人们之所以恐惧这个病，也许是出于不了解，或是现在的媒体信息发达，大家得到的负面信息相对较多。如某某地方发生精神病患者纵火杀人，引起了非常大的社会关注。但实际中精神分裂症患者的危险性并不比普通人高，因为精神分裂症患者患病后，他的社会功能是减退的，相应地他干坏事的能力也是减退的。从这个角度上讲，精神分裂症患者有蓄谋的恶意伤人的可能性，比我们正常人要小，不过目前还没有这方面的统计数据。

精神分裂症患者对别人和对自己的伤害，其概率是相同的，实际上他对自己下手的可能性可能比对他人下手还要高，精神分裂症患者的自杀风险要远远高于正常人。气质或者性格是天生的，但是否这种孤僻的性格一定和精神分裂症或者和精神病相关，从相关文献的查找中并没有发现它们之间有明显的相关性。

本篇作者简介

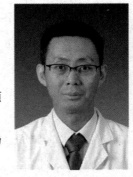

王强
- 上海市浦东新区精神卫生中心
- 同济大学附属精神卫生中心（筹）副院长
- 精神医学学士学位，副主任医师，副教授
- 从事精神科专业 20 年，熟练掌握精神科领域的理论知识、临床各种常见疾病的诊治，具有丰富的临床经验，有其擅长老年痴呆的诊断和治疗
- 主持及参与科研课题 12 项；发表论文 20 篇，其中多篇 SCI 论文

[1] Hongxia, Zhang, Jianlin, et al. Prevalence of mental disorders in China.[J]. The lancet. Psychiatry, 2019.

心理障碍患者的护理

心理疏导是家庭康复护理中的重要方面。家属对疾病和患者的看法所产生的言行对康复的影响很大，家属对患者的情感表达方式甚至能够影响病程的方向。

一、家属如何与患者进行交流沟通？

由于社会上普遍存在对精神病患者的歧视和偏见，给患者造成很大的精神压力，患者常表现为抑郁、悲哀、自卑等，性格也变得暴躁。对此，家属应多给予关爱和理解，满足其心理需求，缓解悲观情绪。患者生活在家庭中，与家人朝夕相处，接触密切，家属便于对患者的情感、行为进行细致的观察，患者的思想活动也易于向家属流露。

家属应学会掌握一些心理护理方法，给予心理支持、心理疏导、帮助患者提高认知能力，改变患者因认知曲解而产生的痛苦情绪。家属在和患者的日常生活相处当中，要和患者平等相处，多倾听患者说话，遇到问题时尽量多安慰和鼓励，尤其在交谈中，要注意目光（柔和）、语音（轻柔）、语调（平稳）等，使患者切实感受到家人对他（她）的关爱、尊重和呵护，发挥"良言一句三冬暖"的心理效果。家属的良好情绪也能给予患者安慰和支持，反之也会感染患者产生不良情绪。所以家属应该要明白，生活中要善于控制自己的情绪，理性对待患者，多站在患者的立场上考虑问题，不要因为患者的异常思维、异常表现而全盘否定患者的所有想法和做法，应多给予患者安慰、鼓励、接纳、肯定。

二、何谓"系统式护理"，运用什么理论来具体实施的？

传统的精神卫生护理对象一般是针对患者个体，但随着现代护理转变为生理—心理—社会的整体模式，精神专科护理已向家庭和社区拓展[1]。

---

[1] 孙萍.纽曼系统护理模式对冠脉造影患者术前焦虑及术后并发症的影响[J].中华现代护理杂志,2013,19(23):2790-2793

从系统的视角来看,患者所呈现的问题有时候是家庭成员相互作用的结果,甚至病因正是来自家庭本身,改变病态现象不能单从治疗个别家庭成员入手,而应以整个家庭系统为对象,通过访谈、行为作业传达信息,以影响家庭成员之间的交流和认知,改善家庭人际关系。

在系统理论的背景下,我们浦东新区精神卫生中心于2018年初在医疗机构中首创了"系统式护理门诊"公益服务品牌项目,团队涵盖精神科医疗和护理专家、心理咨询师、心理治疗师、社会工作者等专业技术人员。系统式护理以系统式家庭治疗理论为指导,充分利用心理支持和疏导、倾听、共情、改释、资源取向等技术开展工作,重点对家庭现有资源进行积极赋义和改释,即对于当前的症状,从积极的方面重新进行描述,放弃挑剔、指责的态度,而代之以一种新的观点。这个观点从家庭困境所具有的积极方面出发,加以重新定义。

三、"系统式护理门诊"的求医途径有哪些,服务对象的范围?

系统式护理门诊采取预约制,在门诊预检台和社工部都可接受预约,门诊、住院及出院后的患者和家属都是我们的服务对象。

四、为什么要重视心理障碍患者的家庭护理?

因为精神疾病的特点之一是容易复发,而且复发的次数越多,病情越恶化、预后越差。精神心理疾病的患者除了小部分急性期住院之外,大部分在家庭和社区中,所以说家庭康复是治疗和康复的重要载体。尽管目前药物治疗对症状的控制效果比较好,但是对患者的社会适应能力、持续存在的残留症状及社交技能的恢复还是需要康复训练和良好的家庭护理。

因此,心理障碍治疗不能单纯依靠药物治疗,需将药物治疗、心理治疗、康复训练及家庭护理等有机结合起来。比如抑郁症轻、中、重的药物和心理治疗的结合,能有效降低复发率,改善患者社会功能,最终为回归社会创造条件,让患者达到真正康复。

五、出院后家属如何预防患者的病情复发？

1. 出院后要保持规律作息，尤其要坚持药物治疗。

2. 发挥患者的能动性，帮助患者了解疾病知识和药物知识，接受和疾病共存，学会接纳自己的不完美。

3. 对患者无需过分保护，否则会降低患者社会功能。应该让其做些力所能及的事情，以逐渐恢复患者的社会功能。家属容易出现的误区：一是以为关心不够，产生负疚感，百倍关心照顾或错误认为只有对患者百依百顺才能"治好"患者的"心病"；二是期望值过高，盼望通过自己的努力，患者很快恢复到病前状态，对患者的一举一动非常敏感，稍微波动家属就紧张、焦虑。

六、心理障碍的治疗现状如何？

精神心理卫生问题已经成为严重的社会问题和重大公共卫生问题。当前神经精神疾病约占我国疾病总负担的 20%，在各种疾病中排列首位。且该病复发率高、致残率高，目前抗精神病药物的开发和运用，特别是新型抗精神病药物的使用有力提高了疾病的治疗效果，有效减少复发、提高症状的控制效果，但患者与社会的疏离状态依然没有改变，药物大多只是控制了症状，患者的社会适应能力、社交技能的损害并没有因为新型药物的使用而有所改变，因此心理障碍患者的心理护理和康复护理至关重要[1]。

随着医学模式从传统的生物医学向生物—心理—社会医学模式转变，多学科团队被越来越多地应用到现代医疗服务模式中，心理护理已成为精神障碍患者治疗过程中的重要环节。

七、如何识别复发先兆？

复发的先兆症状有：睡眠障碍；情绪的变化，如突然变得经常无故

---

[1] 刘毅, 廖世棚, 戢秋明,等. 抗抑郁药物联合心理治疗脑卒中后抑郁的对照研究 [J]. 国际精神病学杂志, 2015(02):53-56.

发脾气、易激惹、烦躁易怒、紧张、抑郁、焦虑等；行为的异常，如常在室内来回走动，有时外出不归，或动作呆滞、反应迟钝、生活无规律、懒散、不愿起床、发呆发愣，甚至出现拒绝服药等；以往的精神症状再次出现，如注意力不能集中，和他说话像未听见似的，精神恍惚或出现各种躯体不适。

患者出现复发的先兆，首先要分析一下是什么原因引起的，尽量多和患者说说话、聊聊天，理性分析一下最近有没有什么事情使得患者情绪出现波动，而不是一有不良情绪或稍有异常的行为就强制患者加药或者送医院。

八、居家服药的注意事项有哪些？

根据医嘱按时服药，不可自行加药、减药、停药或更换药物。家属要保管好药物以免患者大量顿服，患者在服药时应注意其有无藏药或吐药的现象。有的患者不易坚持长期服药，可在医生指导下肌内注射长效注射针剂。用药期间如出现有点头晕、嗜睡、无力、口干、便秘等一般不良反应无须特别处理，但出现肢体强直、震颤、斜颈、双眼上翻、吞咽困难、高热、皮肤及巩膜黄染应及时到医院诊治。平时应每半月到医院专科门诊复查一次。

服药期间应保证充足的睡眠时间，尽量不要上夜班，防止出现睡眠紊乱；避免从事高空作业、驾驶等危险职业。

九、患者拒药、藏药怎么办？

首先要了解患者拒药、藏药的原因：一是吃药后出现了不良反应，身体不适不想吃药；二是认为病好了，不需要吃药了；三是病情控制不佳，仍存在被害妄想症状；四是觉得长期服药太麻烦，怕被别人发现自己是精神病患者丢人，怕被歧视；五是家庭成员对药物治疗缺乏正确认识。此时需要向患者和家属耐心解说：自行停药会增加疾病的复发率，在复发的患者中，自行停药者复发率约54%～77%；疾病反复发作危害：导致不可逆的大脑损害，造成工作、学习、交际、生活能力进一步丧失，加大医疗费用的支出，增加家庭负担，降低患者和家属的治疗信心。

可以采取的措施：若是药物不良反应导致服药依从性差，家属可以陪同患者去医院复诊，调整药物剂量，或者更换药物；若是疾病症状反复，被害妄想出现，那还是建议住院治疗；若是患者觉得丢人、怕被别人发现，简单的办法就是换个药瓶，也可以换个用药的途径，比如考虑是否适合使用长效针剂。

防止藏药的方法有：家属保管药物，服药时饮水杯采用白色透明塑料杯，白开水服药。在无禁忌的情况下，饭后服药，家属看着患者把药物服下，服药后要检查口腔，不要马上离开，观察患者服药后的反应。

十、家属常见的误区及注意事项有哪些？

发病初期的误区有：否认患有精神病，紧张、恐惧、不知所措、盲目就诊，害怕药物的不良反应而不遵医嘱用药。应当早期发现心理行为的异常，通过各种可能的途径了解相关知识，到正规的医疗机构治疗，严格遵医嘱、督促患者服药。

治疗中期的误区有：对医生要求的加药犹豫不决、求治心切、频繁换药或者换医生、复诊不及时。正确的做法是听从医生的建议，建立打"持久战"的心理准备，了解治愈的判定标准，督促患者定期复诊。

康复期的误区有：擅自停药、过度保护患者，或对患者冷漠、不关心、期望值过高或过低。正确的应对方式是遵医嘱服药，鼓励患者料理个人生活，多沟通交流，合理安排生活，根据客观情况对患者有合理的期望。

十一、为什么心理障碍容易复发？

因为许多精神患者经过一段时间的住院治疗病情得以控制，精神症状消失了，但这并不等于治疗的结束，精神疾病对患者人格、心理、社会功能等方面的损害往往潜隐存在，不具备专业知识的人很难发现。

所以精神症状控制后的精神康复对患者的病情缓解、社会功能的恢复、减少病情的复发起着极其重要的作用。而患者家属往往缺乏科学、有效的专业指导而显得身单力薄、事倍功半，有的家属则对家庭精神康复不重视，患者出院后缺少关心，有的甚至听之任之，病情稍有复发就送往医院住院治疗，此举无疑将导致病情的迁延不愈。

十二、家属可以为住院患者做些什么?

1. 家属应当积极地配合患者的住院治疗，比如向医院提供有关患者疾病的信息，及时满足患者必要的物质要求，信任医生。

2. 家属定期探望患者，以满足患者思亲的需求。目前由于防止新冠肺炎疫情的需要探视制度可能有所变动，但每家医院都有相应的措施满足患者的需求（如推出视频探望等），家属同样可以关心患者，不要让患者觉得被遗弃。

3. 当患者的症状缓解或痊愈时根据医生的要求，可带患者短暂出院做短期观察。

十三、何时需要住院?

患者如出现以下情况需要住院：如伤人、毁物、自伤、自杀等症状明显却拒绝治疗或诊断不明需要住院观察以明确诊断；严重药物不良反应如急性肌张力障碍、吞咽困难、药源性癫痫大发作，经过多重药物治疗效果不佳者。

十四、新冠肺炎疫情对心理障碍的患者有什么影响吗?

新型冠状病毒感染的肺炎作为一种传染性疾病突如其来，对每个人来说，都是一种强烈的应激源，而原本有心理障碍的患者将面临更多的心理问题，家属应当多理解、多倾听，可以帮助患者回避一些灾难信息，应从官方渠道关注疫情信息；督促患者"按时按量服药"，尽量保持患者病情稳定；借力身边资源（社区医师代配药、精防医师柔性随访等）解决配药难、看病难等问题；引导患者关注心理健康知识，正确认识疾病，鼓励坚持服药。

王玲

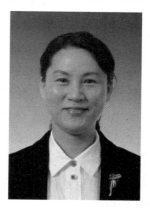

- 上海市浦东新区精神卫生中心工会主席、护理部副主任
- 副主任护师、国家二级心理咨询师、心理治疗师
- 中华医学会心身医学分会心身护理协作组第一届委员会委员
- 浦东新区女医师协会会员
- 曾在芬兰库奥皮奥大学访问学习
- 运用家庭治疗系统理论及系统式治疗方法在医疗机构中首创系统式护理门诊
- 擅长系统式心理护理、心理咨询与治疗
- 主持参与科研课题 10 项，发表论文 15 篇

从家庭视角助力青少年健康成长

心理障碍的治疗方式包括药物治疗、物理治疗和心理治疗，而家庭治疗是心理治疗方式中的一种。家庭治疗是一种心理治疗的理论方法和技术，主要是从家庭的视角，从家庭内部的环境沟通，来理解每个个体出现的问题和当下遇到的困难，可以全家一起接受治疗，也可以某一个个体单独接受家庭治疗[1]。

一、为什么说孩子的问题其实就是父母的问题，是家庭的问题？

孩子是家庭中非常重要的一员，是每个家庭的希望，孩子的健康与家庭息息相关。我们每个人对世界的三观（感知、想法、认识）皆源于自身早年的家庭环境及社会。所以家庭对于每个人的心理成长非常重要，甚至决定人生的开始、现在及未来。

二、儿童青少年，也会因为不开心得抑郁症吗？

不论是成人、青少年还是儿童，都有自己心理活动的一些特征，这些心理活动的特征受到外界的压力，自身生理机制的变化，以及创伤或特殊事件的影响，都有可能在某个阶段或某个时点出现一些不利于健康或超出正常阈值的表现，如抑郁、焦虑、失眠等，这些在儿童和青少年中并不少见，尤其是在现代社会，压力比较大，这些情况会比以往更加常见。

三、孩子怎么会产生厌学的情绪？

在青少年中确实会出现一种"拒学"现象，也称之为"厌学"，好像对学习没有兴趣，这也是社会或者家庭当中让老师和父母比较着急的

---

[1] Lask B , . Family therapy[J]. British medical journal (Clinical research ed.), 2019, 1987(4):203-4.

一种现象。厌学或者拒学背后可能有很多因素，除了学校和社会的压力外，还有其自身心理方面的因素，如焦虑抑郁的人，在学习上没有办法集中注意力，可能就会出现厌学表现[1]。

另外，如果家庭的教育方式失当，也容易让青少年出现厌学或者拒学。在青少年人群当中，这些表现可能不仅仅是一个症状或者现象，有可能是他自我成长或者是表达对周围环境压力，尤其是家庭控制或者是高压情况下的一种反抗，是一个叛逆的标志。如果家长过分关注孩子的学习成绩，从心理学的角度来理解，这或许是一种自我保护或者渴望别人来理解的一种方式或者策略。

四、孩子为什么会在学习的过程中伴随高度的精神紧张？

孩子在学习过程中所遇到的诸多困难与压力是可以理解的。因为不管是中考、高考，甚至平时的一些大考、小考都非常重要，是对那个阶段成果的一个检验。尤其是高考不仅孩子焦虑，父母也会非常焦虑担心。其实，适当的焦虑是正常的，它可以激发人努力拼搏的潜力，但过分焦虑甚至引发心理障碍，就成了问题。

五、孩子从厌学到抑郁症，什么情况下需要寻求帮助？

通常厌学的背后会有一些抑郁的表现,除了不学习或者学习成绩在短期内下降之外，抑郁在青少年身上有几大表现：

1. 没有往日的活力。以前可能比较外向开朗，愿意和家人沟通交流或者分享一些有趣的事情,但最近经常会说自己很累很疲劳,有些懒散。

2. 情绪低落。没有精神、心情不好，对任何事情缺乏兴趣，即使是对曾经很感兴趣的事情，也体验不到快乐。

3. 食欲下降、体重减轻。这些都提示在生理方面可能会出现了一些抑郁的表现。

判断抑郁的严重程度，非常重要的标准之一就是觉得生活没有意义，甚至会觉得活着也没有意义，更严重的可能会出现自杀、自伤的想法，

---

[1] Siegler R S . The Rebirth of Children's Learning[J]. Child Development, 2010, 71(1).

甚至行为。当出现这些表现时，家长需要多注意，可能青少年不仅仅是厌学或者是行为方面的问题，可能还是一些抑郁或者是情绪方面的问题。

六、如何应对社会变迁对亲子关系的影响？

现代社会的快速发展背后会出现阶层的断裂，会通过家庭的个体成员传递到家庭内部。

家庭中，父母这一代所掌握的信息和青少年所接触到的社会信息可能差别会很大，在精神层面或者知识层面和孩子沟通时，就会出现"断层现象"，物质基础与精神文化的体验不同，导致沟通交流困难，加重家庭中的亲子冲突。这从另一方面也证明社会的高速发展，青少年有更多的想法，更多的体验，从某种意义上说，又会倒逼父母不断地学习和进步，以弥合亲子之间的"断层现象"。

七、父母给孩子提供足够的物质基础，却忽略了精神需求，对孩子会有怎样的影响？

心理学家哈洛曾做过一个关于恒河猴的实验，实验的最初目的是来证明爱的本质到底是什么，尤其是母爱的本质到底是什么？一只猴子，给它一个钢丝妈妈，一个绒布妈妈。钢丝的妈妈身上是绑着一个可以随时吸奶的奶瓶，但是它身上不柔软，但是旁边的绒布妈妈虽然没有奶瓶却是柔软的。实验发现小猴子大部分时间喜欢和绒布妈妈抱在一起的，只有饿的时候才去钢丝妈妈那里。

通过这个实验，哈洛得出爱的本质是抚摸或者接触。当人与人之间有一些肌肤之亲（包括拥抱），身体的内分泌机制会发生变化，多巴胺分泌，包括其他调节情绪的神经递质的分泌增加，会让人们情绪稳定，安全感相对会比较多一些。

八、青春期的孩子会比较容易出现各种各样的心理问题吗？

青春期是属于一个特殊的阶段，从生理的角度来说，尤其是性特征的发育，大脑神经的快速发展和激素分泌，一直到成年阶段。医学上有不同的划分，有的学者主张 12~18 岁，也有的学者主张 12~25 岁，这个时期被统称为青少年时期。

12~25 岁的青少年，心理的发展也比较独特，它最核心的特点就是青少年的依赖和独立两方面的同时需要。一方面青少年需要父母所给予的理解、支持和帮助，也需要关心、安慰；另一方面他们又需要自己独立的空间。这些矛盾性的需求会让父母无所适从，不知道是应该多和他们沟通，保持亲近，还是应该给予他们更多空间？

心理学有个学术说法叫"双重束缚"，青少年在这个时期传递给父母一些双重束缚的信息，如嫌父母唠叨，而父母得到的信息是孩子需要独立，以后少管，不唠叨。但是接下来几天不管后，孩子会又说他心情不好，父母为什么没发现。这种情况下，父母就会茫然，不知道该问还是不问，这就出现了双重束缚带给父母的焦虑。父母要把孩子时刻放在心里，默默关注，思考如何同孩子进行沟通。如果家庭是具有弹性和灵活性的，父母又具有这样的能力，会注意到孩子的变化，更换沟通方式，这个时候家庭关系就容易和谐，还需要给予孩子尊重和信任[1]。

青少年阶段的家庭结构和互动需要有一个比较大的变化。这个时期，不能再以幼时的方式对待他们，青少年既是成年人又不是成年人，既是孩子又不是孩子，对此家长会有困惑，孩子自己也会有困惑，这个时候就可能会出现一些常见的困扰。因此这时期是青少年心理问题的多发时期。

九、青少年的心理健康和成人的心理健康它有什么区别吗？

由于青少年自身的成长特点，在心理健康的表现上和成年人会有一些不同，比如同样是抑郁症，在成年人当中可能会用语言或行动直接表达出来。但是青少年遇到这些困难和困扰的时候，往往不太愿意直接和别人沟通或表达自己内心中的压抑、难过或情绪低落，他们会选择一些极端方式，比如厌学、沉迷网络游戏，甚至是自伤等方式，希望引起别人的关注。

---

[1] 雷雳, 张雷. 青少年心理发展[M]. 北京：北京大学出版社, 2003.

在青少年的心理健康问题中，冲动性会相对多一些，可能会和同学会有些冲突，或者有一些自伤自杀的行为，甚至老师的批评或者同学的一句话，就会让他像炸毛一样突然爆发。如果问他们最近是否心情不好，有什么心事？他们往往会说自己很好，不用家长管，他们的心理防御性会比较强，难以直接用语言表达自己内心的苦恼和困惑，这是比较重要的特点之一。

另外，青少年的心理问题，分化不是特别明确，不能把青少年简单定义成焦虑症或者抑郁症，这是一种情绪障碍，或者是童年情绪障碍或者青少年情绪障碍，比较难以区分。这些都是青少年心理健康问题与成年人不同之处。

十、孩子出现心理问题的信号有哪些？

这确实是老师和家长比较关注的一个问题。

判断一个人心理是否健康或者异常，有两个维度：一个是横向的比较，和其他的同龄人相比，有没有一些比较显著的、不符合这个阶段年龄特征的表现，比如大家上课的时候都在听讲，只有他一个人经常上课睡觉；或者同学之间虽然偶尔会有些小摩擦，但是都能克制，只有他一个人经常会和别人发生冲突，甚至言语会比较激烈。横向比较就是和其他的同龄人相比，他有没有一些超出这一范畴的表现。另一个维度是纵向的比较，那就是其自身与过去相比发生的变化，如说他前一段时间比较外向开朗，最近突然间变得沉闷不说话；以前作息比较规律，最近老是起床很晚。总之纵向比就是和过去比，看性格、行为是否有变化。

从个体层面来比，判断一下他的行为方面有没有一些异常的表现，有没有一些奇怪的言行。笔者曾遇到过一名患者，突然决定不上学，留在家里面把窗帘都拉上，也不愿意看医生，他的父母很着急，后期经过我们的劝说和家长的工作，到我们医院来看门诊和治疗的时候，发现他确实有严重的精神疾病，伴有幻觉和妄想，这是明显的偏离和异常。这种情况下，就需要提高警惕，不能够再把他当成是普通的青少年的叛逆心理，他可能达到了重型精神疾病的一个标准。

十一、家长和孩子的沟通障碍是不是一个逐渐发展的过程?

一般都是逐渐发展的过程。但青春期少年会有叛逆行为,有时候不太愿意沟通和交流,这常被人称为这一时期正常的心理特点,但也有一些青少年心理疾病初始阶段也有类似的情况,故经常被漏诊和误诊。所以建立良好的亲子沟通关系很重要,孩子遇到困难,能及时和家长沟通,也有利于家长尽早地发现他们异常的一些信号。

十二、如何看待亲子冲突问题?

目前家有少年的家庭当中,亲子冲突或者矛盾比较常见,父子或者母子之间会经常有一些观念的不一致。亲子关系的本质就有冲突性,如果亲子关系一直都很紧密,像五六岁、两三岁以前一样,父母占据主导性的作用,那么孩子永远都是孩子,无法成长起来。

孩子需要成长,尤其到了青春期之后,他会拥有自己的价值观,自我的成长,有自己的想法。亲子冲突的过程其实也是青少年走向独立和成长的一个过程。

青春期一个比较重要的特征是青少年的大脑发育和心理发育是快速和不均衡,所以他们往往会有一些比较冲动性的情绪和行为的表现,比较极端的案例表现为,父母或老师责备几句就要去寻死,这种情况多为冲动型自杀,需要父母和老师耐心开导,不要一味指责。

青少年的心理问题既复杂又简单,复杂在于背后有很多因素,还有一些生理方面的影响;简单就是拥有家长的充分理解,青少年可以很快恢复,他们有很多的发展潜能。

十三、应如何避免亲子冲突?

亲子冲突的确是很多家庭会遇到的问题,所以家长比较关注。首先要了解家庭的功能和意义。核心家庭中比较重要的关系是孩子与父母的关系,父母在青少年成长过程中,最重要的心理功能有两个方面:第一个是提供归属感,也叫安全感,即在孩子的成长过程中,家长能够提供一定的物质保障,最重要的是精神保障,就是我们所说的安全感。可如果孩子在家中犯的错能被允许，他们就有足够的勇气走向社会，在社会上去创新、去实践。如果在家庭中因一点小错都不能被容忍，那他就失去了走向社会的能力。从这点来说，建议父母在家庭中要多理解和包容孩子，尤其是青少年，给他们鼓励。

第二个是独立感。青少年是否有和别人建立关系的能力？青少年获得这个能力的前提是他在家庭中也能够获得独立感。从家庭心理健康的角度来讲，青少年的独立感是他能否和家庭中的大部分的成员建立比较稳定的关系。如果一个家庭当中单一的关系（父子关系或者母子关系）太过紧密，和其他成员的关系相对比较松散，或者是接触不多，他就失去了和不同的人建立关系的能力。因此家庭中，除了父母之外，还有祖父母、外祖父母等也都要慢慢参与进来。如果一个家庭当中夫妻关系不和，母亲会把夫妻关系中的一些问题带入到亲子关系中，如果一个母亲总是向孩子抱怨对丈夫的不满，会使孩子疏远父亲，他走向社会独立性就会减弱。所以除了给孩子一些鼓励、支持和欣赏之外，成人关系的融洽，会更有利于孩子走向社会。

十四、家长面对孩子不顺眼的时候，应如何缓解？

当今社会，家长的压力也比较大。当人们谈及青春期少年心理健康时，可能更多地提到家长在这个过程中需要承担的责任。因为在家庭中，亲子关系是不平衡的或者不均衡，青少年是未成年人，家长是成年人，在这个过程当中父母可能需要付出更多一些，他们要更多地站在孩子的角度去理解。

在互相有爱的家庭中，为什么却感受不到幸福？家庭的目标和功能是什么？如果目标和功能比较单一，只是为了学习，家庭幸福与否便完全由孩子的学习成绩来决定，但影响学习成绩的因素有很多，这就涉及到一个非常重要的理论——派遣理论。派遣理论认为，父母对于孩子都会有一个期待，父母觉得重要的一些任务要派给孩子去做。孩子最初都是从父母这边学习到什么是好，什么是坏，什么是应该和不应该。但是如果父母在自己的成长过程中出现过一些偏差，他们就会倾向于把自己在过往的经历中未曾实现的一些愿望，过多地派给孩子，希望孩子来帮自己去完成未完成的夙愿，如果孩子有能力，派遣的过程中大家可以灵活协商，派遣会顺利完成下去。但是如果如派遣的任务或者期待已经超过了孩子的承受能力，或者父母只告诉孩子应该去学习，只是把孩子送到了培训班、早教班，但又不继续跟进，也没相应的支持，这样的派遣过程都可能会出现一些偏差。

本篇作者简介

陈发展
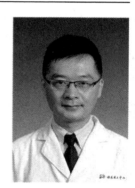

- 同济大学医学博士
- 同济大学附属精神卫生中心（筹）
- 上海市浦东新区精神卫生中心临床心理科
  副主任医师
- 中国心理学会注册心理师
- 首届同济-弗莱堡大学心身医学与心理治疗
  硕士项目学员
- 中德系统家庭治疗高级项目学员和助教，曾在德国弗莱堡大学和
  海德堡大学访问学习
- 中国医师协会精神科医师分会青年委员
- 中国心理卫生协会性心理专业委员会委员
- 中国心理卫生协会心理咨询与治疗专业委员会委员和家庭治疗
  学组委员
- 《临床精神医学杂志》第六届编委会青年委员
- 中国心身医学学院讲师

中西医双剑合璧之失眠治疗

　　失眠症是以频繁而持久的入睡困难或和睡眠维持困难,并导致睡眠满意度不足为特征的睡眠障碍,常影响日间社会功能,是一种疾病状态。主要表现为睡眠的时间和深度不足,并影响日间社会功能,轻者入睡困难,容易惊醒,时睡时醒,或醒后不易再入睡。重者彻夜不眠,严重影响人们的正常生活、工作、学习和健康。

　　必须注意的是:虽然失眠是一种独立的疾病诊断,但是失眠在大部分情况下像发热或腹痛一样,只是一种症状,而不是疾病[1]。我们必须找出潜在病因,不应只是治疗失眠的症状。

　　中医称失眠症为"不寐病",古籍中还有"不得卧""目不瞑""少卧""卧不安"等描述,用于形容失眠的症状。其中"失眠"一词在古籍中亦早有记载,始见于《外台秘要》,而清代的"失眠"描述与其现代意义最为相近,比如《妇科玉尺》中的"静坐确能治虚损,而神经衰弱之失眠症"[2]。

一、良好的睡眠有哪些生理功能?

　　增强学习记忆,是学习和记忆过程的继续。睡眠可以加工和处理人们白天学习和记忆的信息。德国著名的神经科学家伯恩(Jan Born)认为,记忆可以在睡眠过程中自发地再现和再加工,大脑在睡眠过程中会对白天学习的知识进行整理,帮助人们选择性地增加一些记忆。对于儿童和青少年来说,睡眠尤为重要。最近的研究表明,儿童深睡眠的时间长度与他们的学习记忆能力好坏直接相关,睡眠不好的儿童可能在学业上的表现不如睡眠好的儿童。

　　不仅仅是儿童和青少年,老年人总体睡眠时间的减少,尤其是深睡眠的减少也与他们记忆能力的衰退有关。在人一整晚的睡眠当中,前半

---

[1] Kales A , Soldatos C R , Bixler E O , et al. Early morning insomnia with rapidly eliminated benzodiazepines[J]. Science (New York, N.Y.), 2019, 1983 (4592):95-7.

[2] 王光玉. 不寐病因证治的现代文献整理研究[D]. 北京中医药大学, 2007.

夜的睡眠以深睡眠为主要特征，后半夜的睡眠以快速眼动睡眠为特征。研究表明，深睡眠过程中，人们白天经历的一些信息会在大脑中重现，如同放电影一般，这个重放过程有利于巩固白天学习的一些信息。

此外，睡眠也可以筛选白天所经历的一些信息，有些不太重要的信息会被过滤掉，而保留了一些重要的信息，从而使得人们有选择性地记忆。除了整晚的睡眠之外，午睡也能够提高个体的学习记忆能力。一项研究表明，与不睡午觉的儿童相比，有午睡习惯的儿童在学业上的表现更佳。

由此可见，睡眠对于学习记忆的重要性，要想保持好记性，必须要保证充足的睡眠。保存能量，促进体力和精力的恢复。增强免疫功能，具有免疫系统调整作用。促进代谢产物排除，具有内环境稳定作用。促进生长和脑功能发育，保护中枢神经系统。

二、失眠障碍的影响有哪些方面？

1. 公共卫生。社会经济损害、医疗设备使用增加、学习成绩下降、工作能力下降、病假、工伤、工作失误、死亡率增加、生活质量下降。

2. 精神障碍。抑郁症、焦虑症、自杀风险增加、注意缺陷多动障碍、酒精依赖和物质依赖、认知功能下降和老年痴呆。

3. 躯体疾病。高血压、糖尿病、心血管疾病、中风、慢性疼痛、普通感冒、慢性炎症等相关疾病。

三、中医学关于的失眠症的源流有哪些？

古人对睡眠的认识在不同时代也存在差异，中国最早的是医学经典之一的《黄帝内经》中提到：人的睡眠与觉醒与大自然联系和适应，适应自然界一天阴阳的消长变化，从而形成"日出而作，日落而息"的睡眠习惯，其中"日出"为白昼。人体阳气随着自然界阳气的生发而由里向外渐长，人起床活动，此为阳气所主；"日落"为夜，人体阳气潜藏于体内，阴气始盛，此时阴气所主，人上床睡觉。阳主动，阴主静，阳入于阴则寐，阳出于阴则寤，由此便形成了睡眠觉醒的昼夜阴阳节律。

不寐在《黄帝内经》中称为"不得卧"、"目不瞑"。认为是邪气客于脏腑，卫气行于阳，不能入阴所得，《素问·逆调论》记载有"胃不和则卧不安"。

汉代张仲景提出"虚劳虚烦不得眠"的论述，至今仍有临床应用价值。

明代张景岳《景岳全书·不寐》章节认为，不寐全有心神所主，将不寐分为有邪和无邪两种类型，一由邪气之扰，一由营气不足耳。有邪者多实证，无邪者皆虚症。在治疗上提出"有邪而不寐者，去其邪而神自安也"。

明代戴元礼《证治要诀·虚损门》提出"年高人阳衰不寐"之论。

明代李中梓结合临床经验指出："不寐之故，大约有五：一曰气虚，六君子汤加酸枣仁、黄芪；一曰阴虚，血少心烦，酸枣仁一两，生地黄五钱，米二合，煮粥食之；一曰痰滞，温胆汤加南星、酸枣仁、雄黄末；一曰水停，轻者六君子汤加菖蒲、远志、苍术，重者控涎丹；一曰胃不和，橘红、甘草、石斛、茯苓、半夏、神曲、山楂之类。"

《类证治裁·不寐》提到：阳气自动而之静，则寐，阴气自静而之动，则寤；不寐者，病在阳不交阴也。

清代医家王清任在解剖成就的基础上，明确提出"灵机记性不在心而在脑"的观点，和现在有些西医观点相近，也是与科学研究手段和方法的进步相关。

四、从中医的角度来讲，导致经常失眠的原因有哪些？

中医古籍中所归纳失眠病因复杂多样，可以分为以下几种：

1. 饮食不节。清代程国鹏《医学心悟》不得卧篇提到："有胃不和卧不安者，胃中胀闷疼痛，此食积也。"指出饮食不节，脾胃受损，会导致失眠。不节包括过饱饮食和饮食不注意，清代《不知医必要》中提到"茶性阴寒，阳为阴抑则不寐"即饮茶太过会引起失眠。

2. 情志失调。喜、怒、忧、思、悲、恐、惊等情志过极可以导致气机紊乱，脏腑功能失调，伤脾扰心等，导致失眠的发生。现代社会中，因长期紧张、焦虑、担忧以及过度兴奋等情绪波动引起失眠的例子也比比皆是。

3. 劳逸失调。《景岳全书》不寐篇提到，"劳倦、思虑太过者，必致血液耗亡，神魂无主，所以不眠"。日本的丹波元坚《杂病广要》不眠篇提到，"今人久坐宴，及劳神过度，反而不得眠，是卫气久留于阳"。说明夜间过度劳神会扰乱正常的生物作息节律，使人不得眠。

4. 病后体虚。《诸病源候论》提到，"大病之后，脏腑尚虚……阴气虚，卫气独行于阳，不入于阴，故不得眠"。说明病后体虚，阳不入阴，故不得眠。另外，外邪侵袭、体质禀赋、病理性产物也是失眠发生的重要因素。

五、从中医学角度来讲，不寐病的基本病机是什么?

不寐病的病因虽多，但其病机变化，都属于阳盛阴衰，阴阳失交。其病位主要在心，涉及脏腑主要与肝脾肾密切相关。因心主神明，神安则寐，神不安则不寐。而阴阳气血之来源，由水谷精微所化生，上奉于心，则心神得养；受藏于肝，则肝体柔和；统摄于脾，则生化不息，调节有度；化而为精，内藏于肾，肾精上承于心，心气下交于肾，则神志安宁。

若肝郁化火，或痰热内扰，神不安宅以实证为主。心脾两虚，气血不足，或心胆气虚，或心肾不交水火不济，神失所养，神不安宁，多属虚证。久病可表现为虚实兼夹，或为瘀血所致。病理因素主要为痰、火、瘀、虚，病机关键为阳盛阴衰，阴阳失交，导致阴虚不能纳阳，阳盛不得入阴，最后邪扰心神及心神失养。病性及转归可见实证、虚证及虚实夹杂[1]。

六、失眠的危险因素有哪些?

1. 年龄。是失眠的显著危险因素，各年龄段慢性失眠的发生率为：儿童约为 4%，青少年、成人约为 9.3%，老年人约为 38.2%。

2. 性别。女性患病的风险是男性的 1.41 倍，45 岁以后上升到 1.7 倍。

3. 既往史。有失眠病史的人，其再次发病的机会是其他普通人的 5.4 倍。

---

[1] 高叶梅. 205 例不寐病因病机特点的临床研究[J]. 北京中医药大学学报:中医临床版, 2011.

4．遗传因素。失眠具有显著的家族聚集性,有家族史的人群患病率是无家族史人群的 3 倍。

5．应激及生活事件。负性生活事件是新发失眠和失眠慢性化的危险因素。

6．个性特征。失眠患者表现出某些个性特征，如神经质焦虑特征及完美主义等。

7．精神障碍。失眠是心理障碍和焦虑障碍的危险因素，精神障碍也是失眠新发病和迁延不愈的重要原因。有研究表明约 70%~80%精神障碍的患者有失眠的症状；而大约 50%的失眠患者同时患有一种精神障碍。

8．躯体疾病。慢性躯体疾病患者往往有失眠的症状，而失眠患者人群中罹患各种内科疾病的发生率显著高于非失眠人群。有研究证实失眠可以增加多种内科疾病如糖尿病、心血管疾病及癌症的发病风险。

七、失眠的评估如何进行?

1．睡眠史

（1）明确主诉：入睡时间延迟、睡眠维持障碍、睡眠中频繁觉醒、清晨早醒、非恢复性睡眠。

（2）明确主诉的病程：发病年龄、促发事件、应激源。

（3）睡前环境（就寝前活动、卧室环境、睡前的身体和精神状态）。

（4）晚间症状（觉醒、打鼾或肢体活动等身体或心理症状）。

（5）睡眠-起床时间表：由患者提供，包括变动情况和小睡。

（6）日间功能：困倦、疲乏，精神不佳、认知功能损害，生活质量下降。

（7）与睡眠相关的日间活动：光照、运动、小睡、工作计划的打乱、饮咖啡和饮酒。

（8）内科和精神疾病：药物影响睡眠、慢性疼痛。

2．辅助信息

（1）睡眠/情绪问卷：

睡眠信念和态度量表；

匹兹堡睡眠质量指数；

汉密尔顿抑郁量表（HAMD）；

汉密尔顿焦虑量表（HAMA）。

（2）二周的睡眠日记——注意睡眠和觉醒时间的变化和规律。

3．睡眠监测（PSG 和 MSLT）。考虑到患者可能有另外一种睡眠疾病，如：打鼾、睡眠呼吸暂停、不宁腿综合征、异态睡眠等，需要进行睡眠监测。

失眠评估的环节非常重要，一个人发生失眠之后，需要评估是不是其他疾病出现的症状，或是主要症状，并且符合失眠症的诊断，这对于以后的失眠干预治疗有重要的指导作用，如选用治疗的方法（心理治疗、药物治疗、物理治疗以及其他治疗方法），药物种类，治疗时间的选择，预防等，包括治疗过程中的阶段性疗效评估以及调整方案均有重要的意义。

八、你了解中西医失眠诊断及鉴别诊断吗？

1．西医

《睡眠障碍国际分类（第 3 版-2014）》（ICSD-3）关于慢性失眠障碍（CID）的诊断标准（必须同时符合 A-F 项标准）[1]。

A．存在以下 1 条或多条睡眠异常症状（患者报告，或者患者的父母或保育者观察到）：

（1）睡眠起始困难。

（2）睡眠维持困难。

（3）比期望时间过早醒来。

（4）在合适的时间不愿意上床。

（5）没有父母或者保育员干预入睡困难。

---

[1] Ruoff C，Rye D．The ICSD-3 and DSM-5 guidelines for diagnosing narcolepsy: clinical relevance and practicality[J]. Current Medical Research & Opinion, 2016, 32(10):1611-1622.

B．存在以下 1 条或多条与失眠相关的症状（患者报告，或者患者的父母或保育员观察到）：

（1）疲劳或全身不适感。

（2）注意力不集中或记忆力障碍。

（3）社交、家务、职业或学业能力损害。

（4）情绪紊乱、烦躁。

（5）日间瞌睡。

（6）出现行为问题，如过度活动、冲动、攻击。

（7）精力和体力下降。

（8）易发生错误与事故。

（9）因过度关注睡眠而焦虑不安。

C．失眠不能单纯用没有合适的睡眠时间或不恰当的睡眠环境来解释。

D．每周至少出现 3 次睡眠紊乱和相关日间症状。

E．睡眠紊乱和相关日间症状持续至少 3 个月。

F．睡眠紊乱和相关日间症状不能由其他类型睡眠障碍解释。

2．中医

主证：轻者入睡困难或睡而易醒，醒后不寐，连续 3 周以上，重者彻夜难眠。

兼证：常伴有头痛头昏、心悸健忘、神疲乏力、心神不宁、多梦等。

检查：经各系统及实验室检查，未发现有妨碍睡眠的其他器质性病变。临床上多导睡眠监测主要测定平均睡眠潜伏期时间延长、实际睡眠时间减少、觉醒时间增多等。

九、不寐（失眠）中医辨证要点及治疗原则有哪些?

不寐治疗首辨虚实，次辨病位。

治疗补虚泻实，调整脏腑气血阴阳基础上辅以安神定志的治疗方法。

1．调节整体平衡：去其有余，补其不足。

2．审证求机：同病异治、异病同治。

3．明辨标本缓急：急则治其标、缓则治其本、标本兼治。

4．把握动态变化：分阶段治疗。

5．异法方宜：因人制宜、因时制宜、因地制宜。

6．先期治疗未病：未病先防、既病防变。

7．重视调摄护理：饮食、生活、精神、服药。

十、常见的不寐都有哪些类型和表现？

中医临床证型不外乎虚实二者。

1．常见的不寐病实证

（1）肝火扰心证：突发失眠，性情急躁易怒，不易入睡或入睡后多梦惊醒，胸胁胀闷，善太息，口苦咽干，头晕脑胀，目赤耳鸣，便秘溲赤，舌质红苔黄，脉弦数。可以用龙胆泻肝丸或者丹栀消炎散治疗。

（2）痰热扰心证：失眠时作，恶梦纷纭，易惊易醒，头目昏沉，脘腹痞闷，口苦心烦，饮食少思，口黏痰多，舌质红苔黄腻或滑腻，脉滑数。可以用黄连温胆汤治疗。

（3）胃气失和证：失眠多发生在饮食后，脘腹痞闷，食滞不化，嗳腐酸臭，大便臭秽，纳呆食少，舌质红苔厚腻，脉弦或滑数。可以用保和丸或者保赤丸治疗。

2．常见的不寐病虚症

（1）心脾两虚证：不易入睡，睡而不实，多眠易醒，醒后难以复寐，心悸健忘，神疲乏力，四肢倦怠，纳谷不香，面色萎黄，口淡无味，腹胀便溏，舌质淡苔白，脉细弱。可以用归脾丸治疗。

（2）心胆气虚证：心悸胆怯，不易入睡，寐后易惊，遇事善惊，气短倦怠，自汗乏力，舌质淡苔白，脉弦细。可以用安神定志丸合酸枣仁汤治疗。

（3）心肾不交证：夜难入寐，甚则彻夜不眠，心中烦乱，头晕耳鸣，潮热盗汗，男子梦遗阳痿，女子月经不调，健忘，口舌生疮，大便干结，舌尖红少苔，脉细。可以用六味地黄丸和交泰丸。

瘀血内阻可以用血府逐瘀汤治疗。

十一、不寐的中医防治手段有哪些？

不寐的中医防治手段也是比较多的,除了上文提到的中药药剂和中成药,日常比较实用的方法还有如下几种:

1. 足浴疗法

(1)肝火扰心证:主要预防原则为疏肝泻火。

柴胡 20 克,桑叶 15 克,菊花 20 克,栀子 15 克。加水 4000 毫升煎煮取液,先熏脚后温洗双足,每日一次。1 剂可用 2～3 次,2 周为 1 个疗程。

(2)痰热扰心证:主要防治原则为清化痰热。

黄连、栀子、半夏各 15 克。加水 4000 毫升煎煮取液,先熏脚后温洗双足,每日 1 次,发作时每日 2 次。1 剂可用 2～3 次,2 周天为 1 个疗程。

(3)胃气失和证:主要防治原则为和胃降气。

神曲、厚朴、半夏、谷芽、莱菔子各 15 克。加水 4000 毫升煎煮取液,先熏脚后温洗双足,每日 1 次,发作时每日 2 次。1 剂可用 2～3 次,2 周为 1 个疗程。

(4)瘀血内阻证:主要防治原则为活血化瘀。

当归、赤芍、香附、丹皮各 15 克。加水 4000 毫升煎煮取液,先熏脚后温洗双足,每日 1 次,发作时每日 2 次。1 剂可用 2～3 次,2 周为 1 个疗程。

(5)心脾两虚证:主要防治原则为补益心脾。

黄芪、白术、茯神、远志、合欢皮各 15 克。加水 4000 毫升煎煮取液,先熏脚后温洗双足,每日 1 次,发作时每日 2 次。1 剂可用 2～3 次,2 周为 1 个疗程。

(6)心胆气虚证:主要防治原则为益气镇惊。

茯神、远志、夜交藤、石菖蒲各 10 克,龙齿 30 克。加水 4000 毫升煎煮取液,先熏脚后温洗双足,每日 1 次,发作时每日 2 次。1 剂可用 2～3 次,2 周为 1 个疗程。

(7)心肾不交证:主要防治原则为交通心肾。

肉桂、黄连、丹皮、茯苓、生地各 10 克,加水 4000 毫升煎煮取液,先熏脚后温洗双足，每日 1 次，发作时每日 2 次。1 剂可用 2～3 次，2 周为 1 个疗程。

2．导引疗法。主要推荐的是放松功和八段锦。

3．耳穴压丸疗法。耳穴压丸是中医针灸学的重要组成部分，是在耳廓穴位上应用压籽的方法来防治疾病，该法简便易行，疗效肯定，无创伤。

取穴原则：以神门、心、脾、内分泌、神衰点为主穴，肝气郁结加肝、三焦等穴，阴虚火旺加肾、肝等穴。主穴配穴合用，随证加减。平时也可以用手指按压这些穴位。

4．五行音乐疗法。五行音乐是根据中医五行学说，五行中的木、火、土、金、水对应五音是角、徵、宫、商、羽，对应五脏是肝、心、脾、肺、肾。中医根据五音之特点，对于五志过极所致的脏腑诸证，有"顺其脏腑施乐法"。

失眠患者可选择我国传统的乐曲、古典音乐和轻音乐为主。听音乐的时间不宜太长，一般在 30～60 分钟以内，可选用一组在情调、节奏、旋律等方面和谐的多支乐曲或歌曲。音量不宜过大，应在 70～45 分贝。每日睡前 1 次，每次治疗 30～60 分钟。可选用《二泉映月》《春江花月夜》《摇篮曲》等。

5．芳香疗法。指利用中药材的芳香性气味或其提取出的芳香精油，以各种形式作用于人体，达到调节脏腑气机，调和脏腑阴阳的作用。1928 年，法国化学家 ReneMaurice Gatteffosse 首次提出"芳香疗法"，西医主要通过植物精油作为介质开展治疗。中医芳香疗法在发展中被归入中医外治法的范畴——"香薰疗法"和"熏洗疗法"。如中药香囊、中药香薰、药枕等。

6．安神助眠香囊（药枕）。主要适用于失眠或伴有情志不畅者。

药物组成：夜交藤、蚕沙、合欢皮、磁石、檀香等。

一般采用香囊比较多，因为容易携带，一般挂式的小型香囊可直接佩戴胸前，或放置口袋、包中随身携带，或悬挂在窗口、房间通风处。

小型香囊单次使用有效时长约为 15 天，小布袋可放置房间角落，单次有效时长约为 20～30 天。如果药味逐渐消失可轻轻拍打帮助散发，当味道渐淡应及时更换新的香囊。

十二、失眠的西医药物治疗有哪些?

1. 非苯二氮䓬类。常用唑吡坦、佐匹克隆、右佐匹克隆等。
2. 苯二氮䓬类。常用艾司唑仑、劳拉西泮、氯硝安定等。
3. 镇静性抗抑郁药。常用曲唑酮、米氮平。
4. 抗精神病药作为催眠药物的应用。喹硫平等。
5. 褪黑素受体激动剂。褪黑素缓释片、雷美替胺等。
6. 组胺 H_1 受体阻断剂。多赛平等。
7. 食欲肽受体拮抗剂。

常见助眠药物一览表

药品名称	半衰期（小时）	催眠剂量（毫克）	适应证	常见不良反应
苯二氮䓬类:				
艾司唑仑	15（10~24）	1~2	早醒、夜间易醒。短期使用	宿醉、口干、虚弱。高剂量可致老年和肝病患者呼吸抑制
三唑仑	1.5~5.5	0.125~0.5	入睡难，短期使用	遗忘、欣快、胃不适、头痛头晕、皮肤刺激
地西泮	20~80	5~10	焦虑症	思睡、头痛、乏力、共济失调
氯硝西泮	20~40	0.5~2	癫痫	思睡、共济失调、头昏、乏力、语言不清
劳拉西泮	10~20	1~4	焦虑症	疲劳、思睡、眩晕、共济失调

药品名称	半衰期（小时）	催眠剂量（毫克）	适应证	常见不良反应
非苯二氮草类：				
阿普唑仑	11~15	0.4~0.8	焦虑症	撤药反应、呼吸抑制、头痛、抑郁、精神障碍
镇静性抗抑郁药：				
阿米替林	30 (10~100)	10~25	抑郁症	过度镇静、直立性低血压、抗胆碱能作用、心脏损害
曲唑酮	7 (3~14)	25~150	抑郁症	直立性低血压、头晕、阴茎异常勃起
米氮平	30 (20~40)	3.75~15	抑郁症	过度镇静、食欲/体重增加、抗胆碱能作用
镇静性抗精神病药：				
奥氮平	20~54	2.5~10	精神分裂症、双相障碍	低血压、体重增加、静坐不能、头晕、水肿
喹硫平	7	25~100	精神分裂症、双相障碍	口干、便秘、体重增加、无力、头痛
褪黑素受体激动剂：				
雷美替胺	2（1~2.6）	8	入睡困难	疲乏、头晕、恶心呕吐、失眠恶化、幻觉
褪黑素缓释片	6	2	≤55 岁，睡眠维持困难	无明确描述
组胺 H_1 受体阻断剂：				
多赛平	17(10~50)	老年人3，成人6	睡眠维持困难	思睡、镇静、头痛

药品名称	半衰期（小时）	催眠剂量（毫克）	适应证	常见不良反应
食欲肽受体拮抗剂：				
Suvorexant	约12	10~20	成人入睡困难和或睡眠维持困难	常见：思睡、疲劳 偶见：头痛头晕、转氨酶升高

不同年龄段的睡眠时间表：

年龄段	适宜睡眠时间（小时）	异常睡眠时间（小时）
新生儿（0~3 mo）	14~17	<11；>19
婴儿（4~11 mo）	12~15	<10；>18
学步期幼儿（1~2 y）	11~14	<9；>16
学龄前儿童（3~5 y）	10~13	<8；>14
小学生（6~13 y）	9~10	<7；>12
青少年（14~17 y）	8~10	<7；>11
青年（18~25 y）	7~9	<6；>11
成人（26~64 y）	7~9	<6；>10
老人（≥65 y）	7~8	<5；>9

十三、西医开展失眠其他治疗方法有哪些？

（一）失眠的认知行为治疗（CBT-I）

包括睡眠卫生教育、刺激控制疗法、睡眠限制疗法、放松训练、矛盾意念法、认知治疗等。

1. 睡眠卫生知识教育

（1）睡眠时间的多少取决于患者第二天的清醒状况。

（2）每天早上或下午定期有氧运动可以帮助睡觉，培养业余爱好，丰富生活。

（3）睡前避免接受过强的刺激，灯光暗一点，洗一个热水澡放松一下，避免兴奋性活动（性生活除外），避免恐怖性的书籍或影视，避免与人争论。

（4）避免茶、咖啡和酒，尤其是在下午或者晚上；睡前几小时不吸烟。

（5）合理安排工作睡眠卫生规则。睡前1小时不再处理工作中问题，可写下第二天要做的事情，不能使这些问题干扰睡眠。

（6）睡前若感到饥饿，吃少量食物可以帮助睡眠。

（7）使卧室尽可能安静和光线暗淡，同时使室温保持合适。

（8）如果不能很快入睡，可暂时离床，做一些放松的活动，避免因无法入睡而焦虑。

（9）如果在半夜醒来，不要看钟，继续转身睡觉；卧室最好不要放钟表。

（10）定时起床和休息，有益于调节生物钟。在每周周末也要定时起床。

（11）白天尽量不要深度睡眠，否则会减少晚上的睡意。

（12）不用担心每天晚上睡几个小时，只要白天的警觉性和活动能力良好，说明已经睡够了时间。

2. 刺激控制疗法

该治疗是基于条件反射原理，根据失眠患者已经形成的非睡眠活动与床及卧室环境之间的干扰性条件反射，指导患者确立正确的睡眠与床及卧室间的反射联系，建立稳定的睡眠觉醒规律。

有六条基本指令，是慢性失眠的"标准级"治疗方法。

（1）只有当你感到瞌睡时才上床。

（2）除睡眠和性生活外，不要在床上做其他事情（如阅读、看电脑、手机、电视、打电话、思考或计划活动、吃零食）。

（3）若20分钟内未睡着者，起床到另一间房做与睡眠无关的事。只有再感到瞌睡时再上床。

（4）若上床后还不能入睡，重复第（3）步。若有必要，整夜重复此步骤。

（5）设定闹铃叫醒，无论夜间睡了多久每天定时起床（这可使身体获得恒定睡眠节律）。

（6）日间尽量不要深度睡眠。

3. 矛盾意念法

通过患者在正常就寝时进行相反的意念控制，即努力让自己保持清醒、避免睡着的方法。转移患者对于迫切入睡的关注，从而降低患者试图入睡时经历的担忧和焦虑，减少内源性唤醒，结果入睡会更快。它是慢性失眠治疗的"指导级"推荐，可与任何形式的治疗方法联合使用。

4. 放松训练

可用渐进式放松、生物反馈、太极、音乐等方法，其中以渐进式放松最常用。放松也可以与刺激控制疗法联合应用。夜间觉醒后，患者先实践一下放松技术，是否有助于再入睡。如果在 20 分钟内不能入睡，则离开床，待有睡意再上床。

5. 生物反馈法

通过视听反馈训练或现代生物仪器，让患者根据不断显现的反馈信息学习调节自己体内的生物变量，使生理功能恢复到或者保持在一个合适的水平，从而有利于睡眠。

（二）失眠的物理治疗

1. 针灸。
2. 锻炼。
3. 按摩。
4. 经颅磁刺激。
5. 经颅电刺激。
6. 热疗。

裴瑜

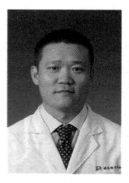

- 上海市浦东新区精神卫生中心
- 同济大学附属精神卫生中心（筹）
- 副主任医师
- 医务科科长兼中医科主任
- 上海市基层名老中医专家传承工作室继承人
- 上海市中西医结合学会精神疾病专委会青年委员
- 上海市浦东新区医学会精神医学专委会委员
- 上海市中医药学会神志病分会委员
- 济宁医学院精神病学兼职讲师
- 上海市浦东新区中青年骨干人才培养
- 从事专业工作20余年，熟练掌握精神科领域的中西医理论知识，临床擅长中西医结合治疗失眠症、焦虑症、抑郁症等各种情志类疾病及重要治疗精神药物不良反应，曾主持参与多项区、局级科研项目，以第一作者在核心期刊发表论文多篇

维护老年人心身健康

随着人均寿命的提高，老年认知问题也逐渐增多，同时又受到躯体疾病等的困扰，多病共存相互影响，如何帮助老年人缓解精神问题，帮助他们更好地生活呢？下面我们从生物、心理、社会文化、新医学模式对老年认知障碍的预防和治疗展开探讨。

一、什么是生物、心理、社会文化新医学模式？

20 世纪 70 年代，恩格尔从西方国家发展的研究中发现，人的很多疾病无法单纯从生物和心理的角度去解决，一些疾病的发生和其生活中的社会现象、文化特征有明确的相关性。剔除文化或社会因素后，患者的情况也会好转。基于这些发现，恩格尔提出了生物—医学—心理—社会文化的新的综合医学模式，希望从各个角度提升人们的身体健康素质，并获得生活的幸福感[1]。

随着经济的不断发展，人们的物质水平不断提高，人均寿命也在不断提高，尤其在上海，居民的生活方式、生活习惯及饮食的丰富多样性相较于中国其他地区，已经达到一定程度的高水平。据最近几年的人口数据统计，上海人的平均寿命已经达到了西方发达国家的水平标准，老龄化程度非常高。而经济文化、生活习惯的发展，对人群的寿命以及疾病的观念有一定的影响。

我们身体上的不适（简单的疼痛）会影响工作效率，也相应会影响到情绪，所以，我们会把身体健康放在第一位，而且也意识到很多的心理问题是和生理上的一些改变相关的，所以强调身心健康。随着生活水平的提高，医学的发展，生理上的有些问题可通过药物缓解，而有一些问题，通过客观检查无法发现明显病变，但患者却一直不舒服，只能不停就医，虽经多次治疗，却效果不佳。这种情况下，就需要我们将社会

---

[1] Barber, Mary E . Recovery as the New Medical Model for Psychiatry[J]. Psychiatric Services, 2012, 63(3):277-279.

因素、患者的心理因素、文化因素相结合综合考虑。心理因素对躯体疾病有非常大的作用，这里强调的健康是指心身健康。

二、什么是阿尔茨海默病？

发生在老年人身上的认知障碍，我们通常称老年痴呆，其中有一半以上属于阿尔茨海默病。老年痴呆的病因有多种：额颞叶痴呆、阿尔茨海默病、血管性痴呆，其他还有帕金森病后痴呆等，其中最常见的是阿尔茨海默病。人们经常提及的老年痴呆，医学上一般 50%~70%定性为是阿尔茨海默病[1]。

三、什么是认知障碍？

认知障碍，通俗地讲就是痴呆。也就是既往有过良好的智能发展，包括记忆、判断、推理、常识、抽象、语言、计算等能力，由于各种原因导致这种智能发展逐渐消失，一般最先出现的记忆力问题[2]。

很多家属来医院的时候说，老人变得很记仇，总记得以前家人对他不好的事情，对他好的事情一点也想不起来。痴呆老人由于记忆问题，先忘记最近的事情，然后慢慢波及很久之前的事情。如一位 90 来岁的老太太，能说出自己的名字和年轻时的事，却忘记了陪在她身边丈夫的名字。

四、老年期为什么容易出现认知障碍？

老年期是一个特殊的年龄阶段，一方面心理状态不断成熟，就像古语说的"五十知天命，六十而耳顺"，越来越有智慧；另一方面身体机能有所下降，体力和精力都下降，一升一降，加上出现高血压、糖尿病等慢性躯体疾病，就容易出现智能方面的问题。

[1] Mattson M P . Pathways towards and away from Alzheimer's disease[J]. Nature, 430(7000):631-639.

[2] Roe C M , Fagan A M , Grant E A , et al. Amyloid imaging and CSF biomarkers in predicting cognitive impairment up to 7.5 years later[J]. Neurology, 2013, 80(19).

因为大脑每天需要消耗大量的能量，也就是葡糖糖，很多情况都会影响葡萄糖的正常代谢，继而影响大脑的正常功能。换句话说，有可能影响大脑正常代谢的老年期的任何躯体疾病都可能是认知障碍的病因。

五、老年认知障碍的分类有哪些?

老年认知障碍是一组有特征的症状，称为综合征。为了便于进行针对性干预，我们把这些症状分为认知、情绪、行为三个组群，干预的方法有：药物干预、心理治疗干预、康复训练等。

行为方面的干预：防止老人走失。芬兰，一个护理院的医生通过观察，发现走失老人很容易记住自己第一眼看到的门，他们对养老院中的老人入住房间进行了重新设计，大大降低了老人走失的概率。

情绪方面的干预：很多研究发现照顾者的情绪变化会对老人的认知障碍产生极大影响。老人在发生痴呆后，认知、情绪、行为都发生改变，生活规律被打乱，而照顾者的节律也产生紊乱，随之情绪也会变得比较烦躁。老人虽然大脑皮层退化，但中脑边缘系统不受影响，他们对情绪先天的敏感性仍存在。有些老人患者虽然有时候智力上会像个孩子，但情绪的感知能力不变，照顾者的情绪变化，反过来会诱发老人的行为情绪。在情绪干预方面，主要是针对照顾者。就像我们教育孩子、养育孩子过程中，我们需要对父母多做指引一样，对老年痴呆照顾者，做一些情绪的舒缓。通过干预，希望老人看到，是一个安详、平静、微笑的脸，老人情绪上也会舒缓很多。

认知方面的干预：随着认知科学的发展，发现人的记忆虽然像计算机一样有逻辑存储、信息提取的功能，但又有很大不同。人的记忆更加综合，这就赋予了记忆一定的意义。我们的记忆有一定的技巧，可以依据老人的兴趣爱好，受教育程度开发一套适合老人本人的记忆技巧。例如让老人记住电话号码，可以结合老人经常做家务，使用筷子或者其他形状相似的物体来帮助他、辅导他；或者也可以结合个人的特征，编一些顺口溜来帮助老人形成记忆。运用这些干预方法，整体上会让老人的功能保持相当的水平。

六、老年痴呆的表现有哪些方面?

一般来说,阿尔茨海默病的表现,首先是记忆问题,如早上做过的事情,中午已经记不起来。烧的菜时咸时淡,冰箱的门打开又关上,就是想不起自己要拿的东西。曾有 IT 通过大数据分析发现,一天中老人打开冰箱门的次数如果大于某数值,则老人大概会有老年痴呆的倾向,这为协助社区老人尽早就医,预测老年痴呆提供了参考。随着年龄的增长,整体智能在下降,记忆也在减退,慢慢会出现推理、判断、计算、词不达意等一些高级神经活动的变化。

七、老年痴呆症是一个怎样的改变过程?

目前相关的研究发现,从病变到最后痴呆,大概持续 10~20 年之久,病程缓慢而持久。病情最初会表现出记性不好,事情前做后忘,东西忘记放在什么地方等方面的问题。如果可以理性地对待,老年痴呆不会影响人的整体寿命。

阿尔茨海默病的病因仍不是很明确,治疗上的一些药物的研发虽然投入了巨资,但收效甚微。因此,最近几年的研究在尝试一种新的模式——对待疾病的综合观、全面观,而接受慢慢适应,并采取相应的措施。观念变了,以更积极的心态去面对该病。这样虽然生活质量较之前可能会有所下降,但比放任其发展、按兵不动的效果要好。

八、老年人轻度的认知功能障碍好治吗?

现代疾病的治疗采取新的医学模式,第一,要查看病因。从生物学层面来讲是否有家族史。第二,是否有其他躯体疾病,如高血压、糖尿病、帕金森病等。第三,个人的一贯生活方式,如是不是现在比较提倡的"地中海"饮食食谱,是否含有丰富的大脑代谢营养物质,如 DHA、卵磷脂等这些大脑皮层活动需要物质。再如是否有日常锻炼,强度不需要太大,每天半小时上下楼或者散步等,可以增强体质,将心肺功能维持在一定程度。第四,社会活动方面。最新的神经认知科学发现人的神经细胞数量有几十亿个,每个神经细胞接收到信号后,会和周围 1000

个神经细胞发生联系，产生放电活动。一个人有一定的社会活动，大脑就比较活跃。用一句俗语来说"用进废退"，即当人们不断去锻炼时，神经功能会越来越强；如果不锻炼，或者不与他人接触，则痴呆的发展会加快。因此，在这种情况下，鼓励老人继续做一些力所能及的事情，对他的神经功能的保持，甚至是恢复都非常有帮助。如果我们将这些集合为相应的生物—心理—社会—文化的综合模式，并进行相应调整，通过对轻度、中度、甚至重度患者干预锻炼，很多情况下患者的病情不会继续加重[1]。

经过最近 10 年的社区随访，发现上海老年人在生活方式上已经有了很大调整。例如：女性喜欢跳广场舞，男性喜欢书画、下棋等。通过积极参与这些活动，老人的身体机能得到了锻炼。10 年前到张江社区随访的时候，笔者遇到一个有老年痴呆倾向的老人，他从外地返沪不久，不太适应上海的生活，并有一点情绪。评估之后，笔者告诉街道干部和他本人需要注意两点：一是调整自己的情绪，如果两周之内无法调整好，建议到医院专科门诊咨询是否需要药物帮助。二是如果他实在难以适应上海的生活，可请居委、邻居对他进行一些实质性的帮助。半年之后，笔者再去走访时，发现这个老人的状态有很大变化，参加各种社交活动，丰富了业余生活，也适应了上海的生活。生活变了，状态变了，老人的认知障碍没有出现进一步的下降。

九、小剂量的阿司匹林能够预防老年认知障碍吗？

现在的循证医学研究，没有证明哪一个药物能够预防老年认知障碍。

多年前，曾有研究发现阿司匹林对中国老年人来说，它的弊大于利。当然已排除一些确实需要服用阿司匹林的情况，比如说血脂很高，需要阿司匹林来活化血管，防止斑块形成。如果不是用于治疗的话，预防性地服用阿司匹林是没有必要的。因为阿司匹林它会导致消化道出血，长期服用阿司匹林引起的不良后果会超过老年痴呆本身，所以不建议用阿司匹林预防老年痴呆。

---

[1] 王瑞云，于宏丽，赵继巍，等. 脑卒中后认知功能障碍的研究进展[J]. 中华神经医学杂志, 2017, 016(011):1129-1133.

十、老年痴呆和一些不良的生活习惯有关系吗？

从目前很多大的流行病学调查以及一些回顾性研究发现，如果想预防老年痴呆，大约是从中年期（45 岁左右）开始。疾病的治疗一般是发现病因—躯体治疗—生活方式干预。

第一要强调生活方式的干预，需要颠倒一下流程。很多研究也证实，生病年龄越晚的疾病和后天的生活方式、生活习惯密切相关。所以预防老年痴呆需要从中年开始。其中最主要的是"控制体重"，即将体重控制在一个合理的范围。一个粗略的算法，即身高（厘米）－105＝体重（千克）（比如身高 162 厘米的人，其体重计算为：162－105＝57 千克），当然允许 10% 的上下幅度。人体的基本物质是碳水化合物、蛋白质、脂肪，不可以太瘦，因为大脑活动还需要脂肪供应能量。笔者曾经会诊过一名老人，他年轻时患有高血脂，肉蛋不敢吃，血脂虽然没下降，但可以不吃降血脂的药，但由于营养不良，导致了很多其他问题。因此，总体来说，将体重控制在一个良好水平是一种比较理想的。

第二是戒烟。即便到了老年期，提早一天戒烟也是有益的。虽然有研究显示，香烟里的烟碱可以提高注意力，但是香烟中含有 200 多种成分，其中的焦油、尼古丁对人体血管的危害很大。血管就像树根输送营养物质到树叶一样，血管损坏，输送营养的能力下降，就会影响大脑的健康。

十一、什么样的人容易患老年认知障碍？

随着年龄增长，记忆力也逐渐减退，这是一个普遍现象。但是记忆力下降到影响日程生活，还只是部分人群。文献中曾报道，75 岁之前不多见，75 岁以后患病率会相对增高。

十二、自恋或抑郁的人容易患认知障碍吗？

何种性格的人容易出现认知障碍，目前还没有相关研究。如果从个人的兴趣爱好、社交活动方面来看，自恋的人自我欣赏，很享受孤独，这种人并不容易得老年痴呆症。锻炼脑的方式有很多种，对自己来说，简单易行的就可以。

至于抑郁的人，曾有研究显示，经常处于抑郁状态的老年人更容易得老年痴呆症。但是后来很多随访研究发现，抑郁和痴呆有关联，但并不是因果关系。有一部分人的确是抑郁之后，某些神经细胞的功能异常，会加重影响记忆力，因而影响到认知功能，这种情况是抑郁导致痴呆。但还有一种情况，抑郁是痴呆早期的病变。面对记忆力丧失，老人着急、难过，就表现出一种抑郁状态。所以有时抑郁可能是痴呆的一部分，也有可能是两种病共存，需要仔细分析。

十三、压力大，以后老了容易患痴呆吗？

人们一般在压力下会分泌一些压力因子，就好比古人狩猎时看见老虎的那种应激反应。这种压力下产生的压力因子会促使人们血流流向肌肉，让人们注意力变窄。但是，年轻时压力大，老了容易得老年痴呆，这个说法不科学。不过长期处于压力环境，是有可能产生一些心血管方面疾病。因为长期压力状态下，人的心脏、心肺功能、血管功能会长期经常受损，患心血管疾病的概率就会增高。心血管是为人体各个部分输送营养物质的，就像一棵大树的树根一样，如果树根有问题，营养物质达不到大脑，慢慢可能会影响到人的智力，但压力不会直接导致痴呆。

十四、认知障碍的综合治疗措施有哪些？

其实任何疾病的治疗都可以从生物—心理—社会文化这一新医学模式来思考和对待。

治疗或者干预最重要的是病因治疗。有一些明确的病因，比如脑出血或者脑梗死，感染、酒精中毒等，这些针对病因处理就可以了。

其次就是生活方式的调整。原理和疾病预防类似，目的是有效控制，不让其发展加重。大脑的代偿能力是巨大的，所以针对性地做一些调整，往往可以延缓痴呆病程发展。

还有就是家人的情绪调节。由于家人的焦虑紧张，反而会导致患者病情加重。所以家人应保持情绪稳定，理性对待。

总之，对待老年认知障碍，我们要科学理性对待；善于做减法，少点加法。比如生活方式上尽量少些大的变动，三餐定时定量，运动或者锻炼活动适中而规律，居住环境稳定而宁静，躯体疾病治疗的药物尽量品种少些，仔细阅读说明书，详细了解有关的药物相互作用和不良反应。

本篇作者简介

秦虹云
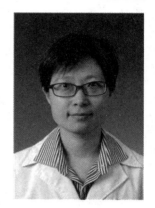
- 上海市浦东新区精神卫生中心
- 暨同济大学附属精神卫生中心（筹）
- 复旦大学上海医学院硕士
- 同济大学医学院精神医学在读博士生
- 副主任医师
- 2004 年开始从事精神医学和心理治疗相关临床、教学及研究工作，专业方向为临床精神病学和社区精神医学
- 先后于 2015 年和 2016 年前往芬兰库奥皮奥大学、德国海德堡大学和汉堡大学等高校进行社区精神医学、心身医学与心理治疗学的访问学习
- 浦东新区学科带头人，曾入选上海市高级中西医结合人才和浦东新区青年医学人才

强迫症知多少

比如《泰坦尼克号》《盗梦空间》男主角—好莱坞明星莱昂纳多，曾在影片《飞行者》中扮演重症强迫症患者。而当回忆自身经历时，莱昂纳多坦言自己从小也有强迫症的表现：如果在上学的路上踩到过一个水泥裂缝，那么回家的时候，也一定要再踩一下同一个地方，哪怕要多绕很多路，也必须做到。除了水泥裂缝，他还踩过别人吐掉的口香糖、泥点痕迹等。"我花了很多年时间，才改掉这个非走原路的习惯。"他回忆说。

苹果公司的创始人乔布斯也是典型的强迫症患者。他追求极致和完美，对污垢几乎是零容忍。当建造第一家工厂时，他常常仔细查看地板和设备上是否有一丝丝的污垢。乔布斯也完全无法容忍拼写错误，"他会无数次仔仔细细地阅读每份文件，然后找出标点符号的错误"。

一、强迫症到底是什么?

画地为牢，意思是在地上画一个圈当作监狱，比喻只许在指定的范围内活动或做指定范围内的事，不得逾越。在现实生活中，绝大多数人几乎不会给自己画地为牢，能够按照自己的意愿生活，不论是交友、恋爱、旅行，还是学习、参会、做家务等，或忙碌，或清闲。

然而，还有一小部分人，他们无法享受生活的自由。或不敢轻易出行、购物或旅游，因为怕脏、怕被动物咬伤、怕自己开车撞人、怕从高处掉下去；或无法参加会议，怕自己控制不了情绪打人；或无法正常做事情，要么因为脑子里总是有乱七八糟的想法或问题，要么因为注意力总是在余光、噪声、口水等无关的感觉上；或无法尽养育之责，担心自己可能伤害到儿女；或害怕家人做家务，因为家人可能会挪动他的东西……林林总总，五花八门。

为了消除或减少自己的担心或恐惧，他们会采取一些应对策略，比如：过度清洗、反复检查、反复询问确认、不断回忆分析说服、仪式化忏悔、极端控制、反复摆放等等。很多人的生活最后都陷入一种单调、僵化、反复的模式之中，不容有任何变化，形同坐牢。这些不幸的朋友就是强迫症患者。他们把自己圈禁起来，承受着痛苦的煎熬，而且家人也被牵连其中备受折磨[1]。

二、强迫症的表现是什么呢？

强迫症的核心表现为强迫观念或强迫行为，或两者同时存在。行动和思想"分家"是强迫症患者最直观的感受，所做非所想，让他们备受煎熬。例如，我们站在悬崖边，会忍不住想，我可以从这里跳下去。对健康人而言，这些想法是短暂、飘忽和转瞬即逝的，但对强迫症人群来说，这种想法会持续折磨他们，在经历了无限次循环后，将他们的生活变成了梦魇。

不知从什么时候开始，人们把爱干净、爱整洁、检查门锁划定到强迫症的范围内。事实上，强迫症的全名是强迫性神经官能症，是一个经常被社会和心理健康专业人士误解的精神疾病。

反复洗手，擦拭家具，反复检查门锁、电器是否关闭，东西是否排列整齐。花费大量时间和精力反复做一件事。同一个想法或者念头在脑子里不断出现，明知过分或者毫无必要，却挥之不去，如对细菌强烈的恐惧、一遍一遍地回忆社交活动中每一个琐碎的细节、压抑自己可能出现的冲动等。这样的重复行为和纠缠想法最终造成患者产生强烈的心理痛苦和个人生活与工作能力的损害。据估计，美国约1%的成年人有强迫症，这种看似疯狂的行为于强迫症患者本身而言并不奇怪，他们对自己重复或坚持的事情有理性但夸张的理解，比如，上厕所后要洗手，只是洗的次数多了些[2]。

所以，强迫症属于神经症的一种类型，是一组以强迫思维和强迫行为为主要临床表现的精神疾病。其特点为有意识的强迫和反强迫并存，一些毫无意义甚至违背自己意愿的想法或冲动反反复复侵入患者的日

---

[1] Jakob, Smári, Helga, et al. Thought Suppression and Obsession-Compulsion[J]. Psychological Reports, 2016, 75(1).
[2] Saxena S , Saraceno B . The ICD-10 classification of mental and behavioural disorders[M].

常生活。患者虽体验到这些想法或冲动是源于自身，极力抵抗，但始终无法控制，二者强烈的冲突使其感到巨大的焦虑和痛苦，影响学习工作、人际交往甚至生活起居。

三、强迫症属于精神病吗？

强迫症是属于神经症的一种，属于精神疾病的范畴。强迫症发作和心理有着密切的关系，也就是说大部分患有强迫症的人都是一些性格有缺陷的人。

而普通老百姓所说的精神病大都是指精神分裂症的重性精神疾病。很多神经症朋友都害怕自己的情况如果进一步恶化就会成为精神分裂症（疯掉或精神病）。从专业角度看，强迫症不会恶化为精神分裂症（精神疾病）。可能有些精神分裂症患者以强迫症为前驱症状，也就是说在典型的精神分裂症状出现之前先出现强迫症，但这并不能就此认为后面出现的精神分裂症是由强迫症发展而来的；要知道精神病在发病初期，不管其症状多么轻微也仍然是精神病的开始，但神经症的症状不管多么严重，也仍然是神经症。当然，也有少数病例是强迫症和精神分裂症同时存在，这样的情况应该做两方面的诊断。总而言之，单纯的强迫症，即使恶化下去，也不会发展成精神疾病。

另外，并不能想当然地认为，强迫症因为是轻性精神疾病，所以给患者及其周围的人造成的痛苦就小、轻，而重性精神疾病则重。相反，由于强迫症患者的自知力是完整的，所以能完全感受到来自症状的痛苦和因周围人的不理解、不支持带来的痛苦，而精神分裂症患者则由于自知力缺乏，反而对痛苦的感受能力大为迟钝了。

四、强迫症发病率到底有多少？

近年来，强迫症的发病率正在不断攀升，研究显示，普通人群中强迫症的终身患病率为 1%～2%，约 2/3 的患者在 25 岁前发病。强迫症因其起病早、病程迁延等特点，常对患者社会功能和生活质量造成极大影响。世界卫生组织（WHO）所做的全球疾病调查中发现，强迫症已成为 15～44 岁中青年人群中造成疾病负担最重的 20 种疾病之一。全球超过 8000 万人患有强迫症，其中大多数人都无法从现有的治疗中得到解脱。另外，患者常出于种种考虑在起病之初未及时就医，一些怕脏、反复洗手的患者可能要在症状严重到无法正常生活后才来就诊，起病与初次就诊间可能相隔十年之久，无形中增加了治疗的难度，因此我们应当提高对强迫症的重视，早发现、早治疗[1]。

五、为什么会导致强迫症呢?

强迫症的病因较为复杂，目前尚无定论。主流观点认为，强迫症与心理、社会、个性、遗传及神经、内分泌等因素有关。根据家系调查和双生子研究，强迫症存在一定的遗传因素。但并不意味着遗传具有决定作用，仍有很多研究强调环境因素在其中所起的作用。研究表明，患者在首次发病时常遭受过一些不良生活事件，如人际关系紧张、婚姻遇到考验、学习工作受挫、突发的应激事件等。许多调查都发现，强迫症与性格之间的关系最为密切。研究表明，强迫症患者的个性或多或少存在追求完美，对自己和他人高标准严要求。其中一部分患者病前即有强迫型人格，表现为过分的谨小慎微、责任感过强、希望凡事都能尽善尽美，因而在处理不良生活事件时缺乏弹性，表现得难以适应。患者内心所经历的矛盾、焦虑最后只能通过强迫性的症状表达出来。

六、什么样的人容易得强迫症?

1. 对不相关的想法缺乏控制的人。正常人会忽略不相关的想法，而强迫症患者往往会关注这些不相关的想法，并且试图控制它们。但努力控制的结果往往只是徒劳，随之也带来了一系列的不适感。当患者无法控制这些想法时，他们便会对这些想法极为敏感和警觉，由此逐渐发展成为一种强迫模式。

2. 对风险估计过高的人。强迫症患者往往会夸张负面影响的可能

---

[1] 施慎逊, 黄悦勤, 陈致宇,等. 抑郁症、强迫症及进食障碍研究新进展[J]. 中国心理卫生杂志, 2017, 31(0z2):4-6.

性和严重性,他们很难区分现实的危险程度,即便是在低风险的情境中,他们仍然感到焦虑和痛苦,并强烈希望改变环境。

3. 完美主义者。强迫症患者常常对自己、对别人要求很高,不允许、不接受自己犯一些与这种超高价值体系相冲突的错误,也总是批评别人。同时,也易怀疑和否定自我,缺乏自信心,常因无法接受自己及他人引发内心强烈矛盾。受这种意识的控制,他们就会做出不同于常人的"超高行为",比如特别勤奋、特别爱干净、特别在意某些评价等等。他们中的有些人还会对亲身经历的真实性表示怀疑和苛求,而之所以产生怀疑,是因为他们相信任何事情都会有一个最完美的解决办法,如果找不到这种完美的解决办法,他们就会感到焦虑。

4. 责任心过强的人。强迫症患者对可能降临到自己或别人身上的伤害负有夸张的责任感,他们主观上认为自己会导致或有能力防止严重消极结果的产生。于是做事情就会非常谨慎和小心,为了把风险降到较低他们会反复检查和核对。

5. 无法忍受模棱两可的人。强迫症患者难以处理不可预见的变化、苛求确定性、不能适应模棱两可的情境等[1]。

七、强迫症会遗传吗?

近年来,大量研究发现强迫症的发病可能存在一定遗传倾向,强迫症的双生子研究提示单卵双生子同病率为 65%~85%,双卵双生子同病率为 15%~45%。强迫症患者父母的患病率平均为 5.6%,同胞为 10.1%。相比于普通人群,强迫症的子女患病风险增加,高达 12.8%,明显高于普通人群的患病率[2]。

反之,强迫症患者的子女只是患病风险相对增大,但并不意味着一定就会发生强迫症。确实,强迫症有遗传倾向。但遗传只是易患性而已,并不是说父母有强迫症所生的子女就一定也有强迫症。所以,有强迫症的朋友不必过于担心。

---

[1] 肖泽萍, 张明岛, 王振,等. 强迫症患者心理防御机制与人格特征研究[J]. 中国心理卫生杂志, 2003, 17(009):620-622.
[2] 杨彦春, 刘协和. 强迫症的家系遗传研究[J]. 中华医学遗传学杂志, 1998(5).

八、强迫症的征兆有哪些?

强迫症最典型的例子就是反复洗手（强迫行为）以避免疾病（强迫观念）。大约 70%的人同时出现强迫行为和强迫观念，20%的人只有强迫观念，10%的人只有强迫行为。

以下是一些常见的强迫观念：

1．秩序与对称的需要。

2．害怕污物或细菌污染。

3．过多的怀疑。

4．对罪恶或邪恶思想的恐惧。

5．害怕犯错误。

6．害怕伤害他人。

7．思考不当行为或猥亵思想。

以下是典型的强迫行为：

1．头脑中重现某些不会消失的图像或想法。

2．反复洗手，淋浴或洗澡。

3．重复特定的单词或短语。

4．总是以某种方式安排事物。

5．在常规任务期间不断计数。

6．完成一定次数的任务。

7．经常检查门锁或烤箱门之类的。

8．收集或囤积没有价值的东西。

九、如何诊断强迫症呢?

世界卫生组织（WHO）的国际疾病分类第 10 版(ICD-10)中强迫症的诊断标准：基本特征是反复出现的强迫思维或强迫动作。

1．强迫思维是以刻板形式反复进入患者头脑中的观念、表象或冲动，它们几乎总是令人痛苦的。患者往往试图抵制，但不成功。然而，虽然这些思维并非自愿且令人反感，患者认为它是属于自己的。

2. 强迫动作或仪式是一再出现的刻板行为，这些行为既不能给人以愉快，也无助于完成有意义的任务。患者常将其视为能防范某些客观上不大可能的事件，且他们认为事件对患者有害或者是患者造成的危害事件。这种行为通常被患者认为是无意义的或无效的，且反复企图加以抵抗。

必须在连续两周中的大多数日子里存在强迫症状或强迫动作，或两者并存。

十、强迫症怎么评估？

首先应正确理解强迫症，生活中许多强迫性行为或强迫性倾向可能对正常的生活并无太大影响，只有当其影响到日常生活，并变得无法控制时，才需要做相应评估。

对强迫症的评估需要通过专业的评估量表，强迫症状评估（耶鲁—布朗强迫量表），针对强迫症各种症状表现和严重性的临床评估，半结构化、他评量表。包括 10 个条目，症状检查表和严重性量表两部分，严重性量表中，强迫思维 5 项，强迫行为 5 项，对严重性通过痛苦、频率、冲突、抵抗等维度来评估。

亚临床 1~7；轻度 8~15，症状已经对患者的生活、学习或职业开始造成一定程度的影响；中度 16~23，症状的频率或程度已经对生活、学习或工作造成显著影响，导致患者可能无法有效完成原本的角色功能；重度 24~31，症状非常严重，无法完成大部分原有的角色功能；极重度 32~40，完全无法完成原有的角色功能，无法胜任生活自理。

十一、正常的强迫现象与强迫症有何区别呢？

相比于强迫症，正常的强迫现象的有以下四个方面特点：

1. 强迫现象出现的时间短暂，偶尔出现，出现之后又会稍纵即逝。
2. 强迫行为不会严重影响到个人的日常生活、工作以及社会交往。
3. 没有"反强迫"心理，没有从思想上主动去克制这些强迫行为。
4. 人在做出强迫行为的时候不感觉痛苦，也没有治疗的愿望。

倘若符合上述特点，就不必担心了。如果强迫的问题长期出现，而且每天要持续超过一个小时以上，明显地影响到了你的工作、学习、生活，让你觉得十分痛苦，那就应该引起重视，必要时则需要寻求精神或心理科医生的帮助，共同探讨解决的办法。

十二、新冠肺炎疫情期间，我们反复洗手，算不算强迫症呢?

新冠肺炎疫情期间，因病毒传播特点，需要严格按照传染病相关的防护要求，采取佩戴口罩手套、勤洗手、远离人群聚集等措施。有的人会出现反复洗手的情况，清洗次数较以前明显增加。比如，每天隔一两个小时就要洗手或消毒一次，频率越来越高，明知没必要，但无法控制自己，因此会逐渐开始怀疑自己："我是不是得了强迫症？"甚至有些人就直接给自己安上了"强迫症"的帽子。

其实，过多反复的清洁动作是对于未知事件，或可能发生的危险的一种紧张、焦虑等负面情绪表现，而并非通常意义的"强迫症"。此类行为可能会短期影响我们的学习、工作与生活，但随着应激事件逐渐消失，这种紧张或焦虑情绪也会随之消失。但如果应激源完全消失或减少，反复清洁的行为不但没有改善，反而变得更为严重，那就要考虑是否罹患强迫症。

十三、强迫症应该怎么治疗呢?

强迫症是一种精神疾病。找对方法，调整心态，是可以治好的。目前，强迫症的治疗主要分为心理治疗、药物治疗和物理治疗三种。

心理治疗：临床上常用的方法包括精神动力学治疗、认知行为治疗、支持性心理治疗及森田疗法等。其中，认知行为治疗被认为是治疗强迫症最有效的心理治疗方法，主要包括思维阻断法及暴露反应预防。

药物治疗：强迫症的发病与脑内多种神经递质失衡有关，主要表现为 5-羟色胺系统功能的紊乱。目前使用的抗强迫药物都是抗抑郁药，其特点就在于能够调节脑内 5-羟色胺等神经递质的功能，从而达到改善强迫症状的作用。

物理治疗：对于难治性的强迫症患者可根据具体情况选择性采用重复经颅磁刺激（rTMS）。另外，神经外科手术被视为治疗强迫症的最后一个选择，因其存在癫痫发作、感觉丧失等不良反应，必须严格掌握手术指征。

十四、除了专业治疗外，强迫症患者自己能做些什么呢？

1．学会放松。过于紧张会让事情变得更糟糕，反而使大脑进入强迫思维的死循环。这时应尽量松弛地看待自己容易产生强迫的领域。运动是最好的身体放松法，全身心投入运动中去，让整个身体活跃起来，大脑也会多分泌"愉快素"，一次大汗淋漓的跑步结束后，你或许更能发现这世界的美好。

2．换个角度去思考。强迫症只是一种表面的现象，真正起作用的是患者的强迫性人格，即不良个性和思维方式。因此，要有意识地努力克服任性、急躁、好胜等性格，改变过于刻板、过分认真的做事方法，不要钻死理，换个角度去思考，事情往往会有想不到的转机。同时树立信心，勇敢乐观地面对挫折。

3．接受不完美。对于不触及原则的细节问题，让自己更随意一些。可以有意识地锻炼自己在细节方面的宽容度，比如在杂乱得难以收拾的房间环境里呆几天，要知道，不够干净，有些凌乱，并不会毁掉你的人生。

4．转移注意力。做自己更感兴趣的事，当开始反复进行强迫思考和强迫行为时，思维会专注于一点，这时最重要的是想办法转移注意力，尽快脱离现实症状，摆脱痛苦。例如，一旦处于容易使自己产生强迫联想和回忆的环境中时，就开始阅读感兴趣的小说或听音乐，就可能会忘掉经常联想的事情。

强迫症患者与其父母的家庭教养方式过分严格刻板及追求完美无缺的生活模式有着重大关系。

首先，不要过分在乎自我形象，不要过于追求完美，不要老是问自己我做得好吗，这样做行不行，别人会怎么看我等问题。

其次，学会顺其自然，并要学会接纳他人，不要钻牛角尖，学会适应环境而不是刻意改变环境。

第三，不管自己做的结果如何都要有一定接纳的心理。

第四，自我调节不能解决问题时要看心理医生或精神科医生，实施心理治疗，如行为治疗、认知治疗、精神分析治疗等系统脱敏疗法，这些措施可逐渐缓解患者的病情[1]。

十五、我们应该如何预防强迫症的发生呢？

1. 注意个人的心理保健。努力学习应对各种压力的积极方法和技巧，增强自信，不回避困难，培养敢于承受困难和挫折的心理品质是预防的关键。学会顺其自然，采取顺应自然的态度。有强迫思维时不要对抗或用相反的想法去"中和"，要带着"不安"去做应该做的事。

2. 注意个人个性培养。从小注意个性的培养是十分必要的，不要给予过多、过于刻板的要求，对于预防强迫症的发生有很大帮助，特别是父母有个性缺陷者更应注意。多参加集体活动及文体活动，多从事有理想、有兴趣的工作，培养生活中的爱好，以建立新的兴奋点去抑制病态的兴奋点。

3. 注意日常的生活饮食。缺乏营养的人不仅会患上生理疾病，也可能给强迫症等精神障碍性疾病提供可乘之机。

十六、强迫症患者的家属应如何调适心理？

（一）强迫症患者家属的痛苦

强迫症患者的家属在与强迫症患者相处的过程中是很痛苦的，这些痛苦主要源于强迫症患者、源于家属本身、源于外界。

1. 源于强迫症患者的心理压力

（1）耐着性子反复回答他们重复询问的同一个无聊的问题，给予他们肯定、保证或者安慰。

（2）在他们的监督下按照其规定的程序和动作做饭烧菜，稍有不服就要重新来过。

---

[1] 薛海波, 张明园. 难治性强迫症的治疗进展[J]. 世界临床药物, 2010, 031(004): 207-210,215.

（3）下班后进门时，要按照他们的要求更换衣物、清洗，然后在家里使用指定的位置和方式打发空余时间。

（4）忍受他们把不敢扔的东西堆在家里，让房间成为废品仓库。

（5）忍受他们整天窝在家里，足不出户。

2．来源于家属自己的心理压力

（1）可能因为对他们发脾气或者发生对抗而陷入后悔与自责。

（2）不得不沮丧地看着他们折腾自己。

（3）总是无可奈何地帮助他们实施强迫行为。

（4）会为他们四处搜集资料、求医问药、奔波劳苦。

（5）会因为无力帮助他们改善状况而心力交瘁。

3．源于外界的心理压力

汶川地震、富士康员工跳楼等重大的灾难性或社会性事件，以及某些名人患心理疾病的新闻，唤醒了社会大众的心理健康意识，这对关注和促进每一个人的心理健康具有重大意义。同时，从对心理疾病的科学认知与理解水平而言，这种心理健康意识还仅仅停留在表面，相当粗浅。与之相对应的是，"神经病"作为一句骂人的话在日常生活中经常出现，可见我们的社会对待心理疾病的人不够理解，更缺乏必要的尊重。在这样的社会传统和认知状况下，强迫症患者及其家属无端承受了来自外界的巨大压力。

（二）强迫症患者家属的自我调节

在上述三方面的重重压力之下，紧张的家庭关系、压抑的家庭氛围、焦灼的求治心理，使得强迫症阴影中的所有人都艰难地喘息着。

家属出于对强迫症患者的爱与关心，付出了许多时间和精力，这也让自己疲惫不堪。如果这种状况持续，就会削弱甚至瓦解其信心，正中强迫症的圈套。所以在照顾、帮助强迫症个体的同时，家属必须冷静下来明确一件最容易被忽略但恰恰是最关键、最基本的事，那就是照顾好自己。

1．留出时间做回自己。与其他家庭成员约定，每周要特意抽出一些固定的时间专门留给自己，做自己喜欢的事，让自己放松，让自己体验到生活的快乐和美好。比如享受一顿美食、看一场电影、听一场音乐会、打一场球、逛半天街等。这样才会有更积极的心态面对生活、面对家人、面对病患，会让人更有信心、更有耐力、更有能力。所以照顾好自己也是与强迫症斗争的有效方法之一。

2. 尽量管理好自己的负面情绪。除了极个别人之外，管理好自己的负面情绪对绝大多数人来讲其实是一件相当困难的事情。不要抱怨或排斥负面情绪的存在，不要期待负面情绪马上或者尽快消失。当我们意识到自己的负面情绪时，最好的办法是：要么安静地等待让它自然而然地过去，要么通过合理且个性化的方式去宣泄——最好让自己的身体动起来，但绝对不是去打网络游戏或者吸烟、喝酒等。

本篇作者简介

张洁

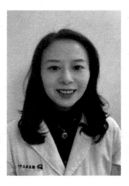

- 上海市浦东新区精神卫生中心暨同济大学附属精神卫生中心（筹）质控办主任
- 精神科主治医师
- 心理治疗师
- 上海市浦东新区医学会精神医学专委会委员、秘书
- 济宁医学院精神卫生系兼职教师
- 同济大学附属东方医院精神医学教研室兼职教师
- 从事精神科20余年，擅长精神科常见疾病的诊治，尤其是抑郁障碍、双相情感障碍等诊治，以第一作者在核心期刊上发表论文数篇，参与的课题"抑郁症患者治疗前后认知功能及血清脑源性神经营养因子（BDBF）的对照研究"获上海市科学技术成果奖

精神专科医院的人文关怀

随着社会的发展，人们承受着不仅是各种病痛，更承受着越来越多的精神压力。人的健康需要情感的疏导和宣泄，健康生活离不开健康心理。医院作为一个救死扶伤的场所，要做到的不仅仅是治好患者肉体上的痛苦，更要从思想和情感的层面体现出真诚的人文关怀，积极倡导健康、向上的服务观念，以人文关怀对待患者的要求和选择，让其享受人生的美好感觉。

尽管现在大众对精神疾病的了解日渐增多，但精神科医院的大门还是会让人望而却步，对一般人来说，精神病人是不正常的代名词，影视剧中精神病患者疯癫的样子，使人不愿意接近或了解他们，对他们敬而远之，甚至是害怕。

目前，人们对精神病患者的关怀较多注重患者身体的情况，较少注重患者精神、人格上的关爱，精神病患者的康复离不开环境因素，不管是急性期治疗阶段、还是康复出院，都要建立起一种尊重精神疾病患者的良好人文氛围，才能使他们感到足够的被重视，才能促使他们以积极的态度接受治疗，尽快摆脱疾病的痛苦，走上健康之路。

一、我国目前精神专科医院现状如何？

尽管时代飞快进步，但大众对于重性精神疾病仍比较害怕与排斥，因此，精神专科医院绝大多数实行封闭式管理，对患者的治疗很难采取积极的措施，与此同时，精神疾病的发病率却逐年提高，专科医院的床位数也在不断上升。

精神障碍患者比起普通疾病患者来讲更需要人文关怀，因为他们在生活和工作中会遇到很多困难，无法融入正常的社会。在社会上，精神病患者必须要有监护人时时关心，有的缺乏监护人监管，就会增加公共安全隐患，而医院对于患病群体来说更具有安全保障，但长期住院，会影响其社会功能的恢复甚至导致衰退；患者大都缺乏自知力和自制力，服药依从性差，如果缺乏关怀，生活没规律，使疾病复发率大大增高。

当前我国对精神疾病起因的研究至今还不够深入，也缺乏根本性防治手段，高复发性、高致残性、低依从性等疾病特点使精神科医院的床位经常处于饱和状态。在患者身边多一些人文关怀可有效改善患者的病情及社会功能，可提高其生活质量，促进家庭和社会和谐[1]。

二、精神疾病对患者及其家庭的主要影响是什么？

精神疾病是由各种致病因素影响下，大脑机能活动发生紊乱，导致认知、情感、行为与意志等精神活动不同程度障碍的一类疾病，患者有不同程度的认知缺陷、心理障碍，丧失判断力，影响正常的学习、工作、生活。在病态心理的支配下，有时还会有自杀自伤、伤害他人的动作行为，有的患者还认为自己心理与行为是正常的而拒绝治疗。精神疾病患者的各种异常活动，往往给家人和社会造成了一定的麻烦，但又无法获得别人的同情和理解，甚至遭到他人的误解指责，这样更加重病情，给患者留下了严重的心理创伤。

由于精神疾病病程较长，易反复发作，家属有责任监护好患者，但护理精神障碍患者也会给家庭的其他成员造成一定的精神负担，所以有时家属会对患者产生厌倦心理，甚至对患者产生不良的态度和行为。家属在焦虑、不安和恐慌之际，又生怕别人知道家中有人患了精神病，担心患者的婚姻和前途受到影响，所以，有的忌讳到医院诊治，更有甚者抱侥幸心理，希望患者能不治自愈。有部分精神疾病患者及其家属有病耻感，感到患精神疾病不光彩，不愿意向社会和邻居暴露家中有精神病患者，导致患者接受治疗率低。精神疾病是易复发的慢性疾病，对其看护、治疗等会进一步增加家庭经济负担。

尽管现在随着社会发展、经济水平的提高，大家多少能了解一些有关精神疾病方面的知识，但疾病知识的宣传及普及的力度还是不够的，且缺乏较为完善的社会保障体系，使精神障碍患者出院后不能得到有效的看护，常常会增加安全隐患；患上精神疾病以后，丧失了部分劳动能力和社会功能，自身创造的价值很有限，在就业或是在岗工作性质都会

---

[1] 阙建宇, 师乐, 刘佳佳,等. 2002-2016 年我国精神专科医院发展状况分析[J]. 中华精神科杂志, 2019, 52(2):139-144.

弱化，对其生活质量造成一定影响；同时，精神病患者或多或少地给社会、家庭带来一定程度的影响，社会对精神病患者的排斥、冷遇、歧视和偏见还是存在的，患者对回归社会也会时时存在一些矛盾心理。

三、为什么人文关怀对精神病患者很重要？

人文关怀的理念是指不仅需要关心患者身体的健康问题，还需要关心其心理问题，更强调身心健康发展。对精神病患者的人文关怀是非常重要的，精神病患者是一类特殊的群体，他们相对于其他人群来说，对外界更敏感、心理更脆弱，有的还丧失了生活自理能力，因此，人文关怀对他们来说极其重要。人文关怀通俗地讲就是关注人，关心人，重视人的个性。我们在护理精神障碍患者时同样需要满足其合理的需求，尊重其应有的权利。

人文关怀可以让患者感受到没有被社会抛弃、感受到被尊重、感受到自身的价值；我们倡导"人文护理"，已超出原有的只对疾病的护理，而且扩展到从健康到疾病的全过程，是精神病患者康复护理的重要组成部分，为其提供生理、社会、文化等方面的护理服务及护理教育，经过这样持续的人文关怀护理，患者的自信心就会增强，对于疾病的康复是很有帮助的[1]。

我们对精神病患者进行专科护理，着眼患者的心理与生理相互转化的因果关系，通过合理的语言沟通为患者营造积极乐观的心理环境，要尊重患者的人格，同情、理解、相信患者，爱护患者，不能诋毁、取笑患者。对出现的离奇古怪的言语要耐心倾听，对幼稚怪异的行为要注意观察，既不与他辩论或强行纠正、制止，也不要表示认同支持，因为每一个患者的症状都各不相同，心理状态也各有不同，要因人而异、有针对性地对待。这样，不仅能够稳定患者的情绪，还能提高治疗依从性，一定程度上还能有助于他们恢复健康。

另外需要注意的是，精神病患者家属也尤为需要人文关怀，需要被人关注、关心和重视。精神病患者对家属的不正确的态度和生活中的各

---

[1] 刘义兰, 杨雪娇, 胡德英,等. 护理人文关怀标准的研究进展[J]. 中华护理杂志, 2014.

种不良刺激均可使精神病患者家属产生严重的心理负担。我们要充分认识到这一点，在实际工作中尽量去体谅去理解，并通过延伸护理，将工作场所由医院扩展到社区和家庭，如定期组织对家属的护理教育，下社区或是门诊开放，普及疾病知识、提供心理援助。也有针对个案需求，提供家属护理门诊，帮助改变患者与家属之间不良的沟通交流方式和行为模式。

家属如果能处理好和患者的关系，可有效防止精神病患者的病情复发。除了让患者在医院享有人文护理外，更应把人文关怀融入患者的日常生活中。作为精神病患者的家属要了解一些精神病的基本常识，协助患者适应社会生活，学会换位思考与转移注意力的方法，创造良好的家庭与社会支持系统，家庭成员与社会的理解与关心，对患者增加治疗依从性和重返社会的信心都有积极作用。

四、如何理解精神疾病患者住院人文关怀？

1. 入院期。精神病患者与其他躯体疾患患者不同，大多数都不承认自己有病，拒绝住院治疗，一般是强迫住院，且精神症状使患者可能出现感知觉改变（幻听）、思维过程改变（妄想）等。在情感、意志、行为等方面都有异常，同时患者对医院环境的陌生，感到没有安全感，出现焦虑、激动或是恐惧感，甚至出现冲动及暴力行为，这个时候的依从性肯定不高，人际交往能力往往是缺损的。

主要是取得患者的信任，要关心和了解患者的需求，我们会更多地从患者家属、亲朋好友、同事那里了解患者的相关信息。通过与患者反复接触交谈、病情观察、心理测试等了解患者个性特征、社会支持系统、人际交往能力，有无生活压力事件及患者的应对情况等。

建立良好的护患关系，主动热情善待患者，介绍住院环境及同病室，帮助满足一些合理要求，努力稳定其情绪，对于不合理的要求要耐心做解释和说服工作；同时针对不同的症状采取不同的沟通技巧，主要是对患者要耐心，态度温和、语言简单明确，鼓励其用非冲动的言行表达内心感受，细心观察患者的情绪变化，加以适当的安慰、支持和疏导。不要与患者争辩病情，应尝试去体验患者的感受，产生同理心，让患者对我们产生亲切、信任和安全感,促进更好地交流。再结合其病情与体力,安排适宜的工娱活动,在活动中随时给予精神鼓励,热情辅导,以提高其兴趣,使患者尽早适应新的角色及住院环境,建立新的人际关系。

2.治疗期。通过药物等治疗,患者病情有所改善,但可能受精神症状、疾病知识缺乏、药物不良反应等影响,以及对疾病的担心,对需要长期服药的顾虑,此阶段患者情绪会波动,病情会反复。

治疗期间,我们通过与精神病患者直面接触,实行药物+物理+心理康复的综合管理模式。开展各种技能培训,以启发解释、教育或暗示、语言及非语言行为,唤起患者的积极情绪。并密切观察患者的病情变化,特别是对药物疗效和不良反应的观察,对患者进行重新护理评估。精神科病患者多是药物控制,所以服药问题就显得至关重要。在精神科治疗上一定要防止患者藏药,如果患者藏药不吃的话,病情将得不到基本的控制。如果患者把藏起来的药顿服,后果更严重,可能导致药物中毒甚至危及生命。

与患者建立良好的治疗性关系,关心和了解患者的动态变化。在患者精神症状有所缓和时,鼓励其表达内心感受,帮助其认识疾病,分析症状出现的规律,提高患者的认识领悟力,努力进行心理康复训练。在患者病情逐渐稳定,巩固治疗时,鼓励患者努力强化自我,探讨生存意义与价值,促进改变,学习成长,指导患者用社会所能接受的方式发泄压力以及宣泄情绪。

3.恢复期。在患者进入恢复期时,其实心理活动更为复杂多变,一方面他们疾病稳定甚至好转,另一方面又会产生很多顾虑,担心在社会中的适应不良,外界环境的反馈,与人交际也较为敏感、多疑;有的患者在即将出院前,感觉有久违的自由,兴奋激动,或是难以适应角色转换,出现焦虑、抑郁等负性情绪,这个时候可能会引起病情再次复发;有的在即将离开一个适应已久的环境,会有分离的不适情绪,出现即将回归社会的紧张、忧虑、不安等一系列复杂的心理变化;还有可能遇到社会支持系统不良引起的负作用。

临到出院,我们要更多观察患者的情绪、言行变化及睡眠情况等,做好患者出院时生理、心理和社会的评估,识别其现有的人际资源,及时给予一些应变措施的指导;对一些不适的情绪,通过模拟情景演练,引导患者面对现实，掌握应对技巧，树立战胜疾病的信心；通过采用特殊的心理干预手段（如认知培训、情绪管理等）缓解患者相关的负性心理，缓解患者对疾病的紧张、焦虑、悲观、抑郁等情绪，消除患者的顾虑，帮助患者保持最佳身心状态，增强战胜疾病的信心。

可以组织一些患者力所能及的生活劳作，让患者感到自己有胜任工作的能力；或根据患者特长，安排较为复杂的工娱活动，如排练文艺节目、绘画、球类比赛、编织、制作精细的工艺品等。这些有利于患者智能的锻炼、工作能力的恢复、生活兴趣的提高，从而为其出院后重返工作岗位打下良好的基础。同时，经常主动与家属联系，讲解疾病知识、治疗方法、坚持服药的重要性，做好家属预防疾病复发及家庭监护知识的宣教，共同维护好患者恢复期的成果[1]。

五、为何有效的人文关怀需与患者建立信任关系？

人文关怀的重要意义显而易见，但有效的实施需建立在患者的信任基础上。首先，我们与精神病患者接触时，不要把他先定标"你是精神病人"，就当他是一般的人，去尊重、理解、体谅他，站在患者的角度，体验他的感受，耐心地倾听患者的抱怨，缓解其挫折感、罪恶感；其次，鼓励患者用语言表达内心感受，无条件地接受患者的倾诉。取得信任关系，患者才可能与你进行有效交流，才能提高治疗依从性。再次，要深化"人文关怀"的精神实质，充分尊重患者的人格和权利，把一切尊重患者的言行自觉融于日常生活、学习工作中。

现代医院提倡以真正体现"患者为中心"的新型护理关系，这不仅是我们医护人员自身发展的需要，也是社会现代化的必然要求，它促使我们把学习推向多元化。现代护士不但要学习医学基础知识、专业理论知识，还要学习心理学、法学、美学、伦理学以及预防、保健知识；不但要学习书本上的知识，还要加强实践学习；不但要进行个人自学，还要与他人积极沟通交流，增强学习的互动性。在病情观察上，精神科护士要有专科特色的责任意识，要求有有意注意的品质，以形成敏锐的观

---

[1] 戴进军, 虞建英, 肖英,等. 住院精神障碍患者人文关怀需求的研究现状[J]. 当代护士(中旬刊), 2018, v.25(09):22-24.

察能力。还要强调护理的预见性，积极预防和解决精神疾病患者潜在的和现存的各种问题，最大限度地保证患者的安全。

六、如何与患者有效沟通？

沟通是心理护理的门户，我们实施人文心理护理的重点是让患者感到安全，取得患者的信任，从而配合治疗。与患者接触，要注意讲话的态度专注而亲切，语气要缓慢平和，内容要简明扼要，创造一个比较愉快轻松的气氛。如果要向患者提问题，或吩咐他做事，每次只能说一件事，一下子说好几件事，就会使他无所适从。平时不论患者取得了多么微小的进步，都应及时加以鼓励，借此重建患者的自尊和自信。对于患者明显脱离现实的想法，不要试图去说服他，更不要同他争辩或嘲笑他，这样做不仅于事无补，反而会适得其反。

如果是抑郁患者，其情绪低落，对外界事物不闻不问，出现悲观心理，觉得旁人都无法理解他。对这类患者，关键是消除其的思想顾虑，提高生活勇气和信心，充分认识自我价值。护理上要有同理心，耐心地去理解患者，鼓励其表达内心的痛苦和烦恼，帮助其建立有力的社会支持系统，联合亲属、朋友、病友、医生等，疏导其运用合理的防御机制从困境中走出来。

如果是躁狂患者，与其接触交谈时要注意方式方法，讲话要婉转，不要用命令式口气，其话特别多时，可采用引导、转移注意力等方法。如有条件，环境尽量保持安静，放一些舒缓的轻音乐，减少患者能量过多的消耗。要及时发现暴力行为发生的先兆，如出现辱骂性言语、目光敌对、无理要求增多、情绪敌对等，要引起警觉，沉着冷静、避免言语刺激，设法降低患者兴奋性，稳定患者情绪。

七、对于精神障碍患者，家属如何面对？

精神专科医院的床位周转率是不高的，反复住院在精神病患者中非常多见，部分患者还长期滞留于医院难以回归社会，家属一直与此类患者生活在一起也会产生心理上的疲劳和情绪上的变化。因此，精神障碍患者始终能得到亲属的真正关心和定期探视的并不多。那家属如何面对呢？简单的做法就是既来之则安之，调整好心态，把精神疾病平常化，就如普通感冒、心脏病、高血压、糖尿病一样。精神疾病也是一种普通的病，只要正确认识它，积极配合专业治疗，也可以像控制感冒一样控制它。精神障碍康复者及其家属自身要树立战胜疾病的信心，不要以别样的目光、别样的心理去看待它，很多患者通过治疗可以正常生活、工作、学习。

家属应避免在患者面前唉声叹气，觉得"治不好"，要多一点耐心、爱心与支持！创造多鼓励、多陪伴、多帮助的环境；但也要避免过度的关爱，不能觉得患者"很可怜"，事事都顺着他；也要避免给患者提出过高的要求，若患者完成不了易产生悲观、消极情绪；与患者接触时，把患者当成"正常人"对待，以平等的姿态关心、接纳患者，避免"特殊照顾"。

当然，精神障碍患者家属同样是需要被关爱的群体，他们常面临照料患者的身心疲惫，同时承受很多来自外界的压力，需要得到更多的理解。因此，家属要学会如何有效、正确照料患者，保持良好社会支持系统，避免"孤军作战"的无力感；利用信息化社会带来的便捷，了解相关疾病治疗、康复、社会福利等信息。

精神障碍患者病程长，需长期服药治疗，要认识到精神疾病只有在专业医生的指导下按时按量服药，才能维持身体健康；同理，精神病患者也必须按医嘱认真服药、出院后定期门诊才能维持心理健康。作为患者家属，可以参加医院的健康教育活动（如疾病知识、药物不良反应的观察及预防和应对、康复技能训练、识别疾病早期先兆等），各种主题活动（如国庆节诗歌会、中秋香囊传情、春节联欢等），亲情对疾病康复起着非常重要的作用。要密切与患者与院方的良好关系，共同撑起保护患者、保护自己的保护伞。

八、服用精神科药物会变"傻"吗？

很多患者及家属认为精神科药物大都有镇静作用，吃后会安静，担心长期服药变"傻"，因此出院后，自行减药或停药，导致疾病反复发作。患者在服药后或会出现表情呆滞、反应迟钝、动作迟缓等表现，给人以所谓"傻"的感觉，这是药物不良反应导致的，而患者的理解力、计算力、判断力并不受影响。

当前新型抗精神病药物的不良反应已经大大降低，现在还有长效针剂，因此，患者和家属不要因为担心药物不良反应而延误治疗。

九、精神疾病患者的服药依从性不好，怎么让他吃药呢？

患者拒绝服药，这是所有精神病治疗中最普遍，也是最令人头痛的事。要解决这个问题，首先要了解患者拒绝服药的原因，具体情况具体对待。

有的患者是由于服药以后出现了不良反应，身体不舒服，影响了学习和工作。对这样的患者，一方面要耐心地劝说，摆事实、讲道理，另一方面要请医生酌情调整药物的剂量或品种，以减轻不良反应。

有的患者嫌长期服药麻烦，对病情复发的严重后果认识不足，存在侥幸心理。对这样的患者，更要反复强调再犯病的危害，有时可以用住院来吓唬一下。

还有的患者是因为病还没好，缺乏自知力，甚至就是在幻觉、妄想的支配下不吃药。这种情况最不好办，患者是不会接受任何劝说的，有时就需要连哄带骗，或者迫使患者服药。

十、精神病患者服药都要严格监管吗？

监督患者服药的严密程度可酌情而定。

对于能主动服药、治疗依从性高的患者，不要管得过细、干涉过多，以免使其产生厌烦情绪。

对于有可能藏药的患者，要严加监督，以掌握患者实际的服药剂量，确保治疗的有效性。可以公开地、心平气和地与患者讨论服药的利弊，但在没有充分的事实依据时，不要贸然说患者藏药，尽量让患者在一种宽松的气氛中接受治疗。

十一、怎样确定患者把药吃下去了呢？

同样是拒绝服药治疗，有的患者是当面拒绝，有的患者却是瞒天过海——做出吃药的样子，而实际上药片根本没有吃进去。临床上叫做"藏药"。

藏药的表现形式多种多样，最常见的藏药方式是，假装喝水咽药，实际上将药片藏在舌下、腮部，再伺机吐掉。更有甚者，有的根本就没有把药片送进嘴里去，而是像变戏法一样，在仰头"服药"时，将药片夹在手指缝中。

对于藏药的患者，首先要告诉他藏药的危害：藏药不仅不能起到有效的治疗作用，而且由于服药不规律，血液中的药物浓度忽高忽低，会造成严重的不良反应，如迟发性运动障碍或药源性恶性综合征等。另外，在疗效不是很好的情况下，医生可能会调整治疗方案，换药或增加药物剂量，这对患者来说是不利的，不能尽快控制病情，就延长了住院时间，加重了经济负担。

一般在服药后检查患者的口腔，特别要查看舌下是否藏有药片。患者服药以后，在原地停留一会，也不要让他马上去厕所，以防把藏的药"处理"掉。对于有可能藏药的患者，要着重观察。另外，还可以通过观察服药后的反应，来推断患者是否藏药。有的患者服药后很快入睡，有的出现口干、便秘、手颤等不良反应。如果在药量不变的情况下，这些不良反应莫名消失，就有可能是患者没有吃药。住院期间藏药还可以通过定期监测药物浓度检验的。

十二、患者服药期间变换药物品质或增加剂量应注意哪些情况？

1. 睡眠。大多数抗精神病药具有镇静作用，特别是氯氮平、氯丙嗪。要注意观察患者服药后是否睡眠增多？观察白天的精力如何？有的药具有激活作用，如舒必利、三氟拉嗪，一般是早上、中午服用，晚上不服用。患者服这些药时，是否失眠？是入睡困难，还是早醒？

2. 饮食。患者是否有食欲减退、恶心、呕吐？药物对胃肠道有直接刺激作用，也可能是药物性肝损害。

3. 大便。观察患者的排便规律，药物可能引起患者便秘，特别是对老年患者，用力排便会加重心脏的负担，如发生便秘，需要及时处理。

4. 小便。患者服药后有无排尿困难、排尿不尽感？如果患者有尿意，却长时间不能排尿，就需要请医生处理。

5. 脉搏。患者有时会主诉心慌、胸闷，如果安静状态时脉搏在100次/分以上，心动过速需要汇报医生，除了安排休息，必要时口服降低心率的药物。一般每月要查一次心电图。另外，要嘱咐患者不要突然坐起或突然站立，如果感到头晕、眼前发黑（体位性低血压）就要就地坐下或躺下，要注意防止摔伤。

6. 口水。患者是否经常感到口干，总想喝水（多数药物都会导致口干）？有无口水增多，甚至睡觉时沾湿了枕头？可能生活护理上还需关心指导。

7. 锥体外系反应。患者有时手抖，特别是手握筷子时，站立时有时双腿发颤，还有发作性斜颈、双眼上翻，有时坐立不安，面部、四肢的不自主运动（迟发性运动障碍），这也要及时观察到并汇报医生处理。

8. 情绪。患者有无莫名的情绪低落、少语少动、兴趣减退，甚至悲观厌世？有无莫名的烦躁易怒？

9. 体重和皮肤。患者是否在发胖？皮肤，特别是暴露部位的皮肤，颜色有何变化（氯丙嗪可引起皮肤色素沉着）？这一点对年轻的女患者尤为重要。

十三、如何处理严重的药物不良反应？

轻型的不良反应，如果没有严重影响患者的日常生活，可以不必特殊处理。如果出现下列严重的不良反应，则需要马上采取措施。

1. 急性肌张力障碍。医嘱会给予缓解不良反应的口服药治疗，如果症状仍不缓解，则应注射解痉剂。

2. 吞咽困难。常在严重的锥体外系反应基础上出现，表现为进食缓慢，大量食物含在口中难以下咽，或喝水发呛，这样的患者容易出现窒息。为了防止意外，不要给患者吃干硬的食物，只能喝粥、面条汤等半流食，并及时汇报医生。

3. 血液白细胞下降。如果验血后发现患者的白细胞下降至 4000/

立方毫米以下，不论是何原因，也不管患者有无不适主诉，都应立即停用抗精神病药，并在医生指导下，加用提升白细胞的药物。白细胞直接参与人体的免疫功能，当白细胞下降到一定程度，就会诱发各种严重的感染，甚至危及生命。特别是服用氯氮平期间，更应加倍小心，因为氯氮平引起的白细胞下降非常突然，下降的幅度也非常大，因此，临床上应定期检查血常规。

4. 药物过敏。患者在服药期间出现不明原因的皮疹，应首先考虑是药物过敏所致。如果没有发现确切的过敏原，则应停药观察。确定为某种药物过敏后，这种药物就永远不能再用于这个患者了。

5. 药源性癫痫大发作。癫痫大发作患者有可能摔伤，我们要做到在患者身边保护他不被摔伤。在抽搐发作时，不要马上搬动他，也不要用力按压四肢，以免造成肌肉拉伤，甚至骨折。

十四、怎样为回归社会做准备？

患者住院治疗的目标，不仅仅是控制病情，更需要关注预防复发、社会功能的康复和生活质量。在患者康复期，我们会通过技能训练、情景演练等帮助患者尽快恢复原有的社会功能，为尽早回归家庭、社会做好准备。

1. 学习疾病知识，正确认识疾病。

2. 训练药物自我处置能力。

3. 尽量多接触周围环境，提高沟通能力，扩大交友范围。

4. 不痛快时能找人交谈，不把问题硬往心底里压，必要时找心理医生倾诉。

5. 用常人的标准要求自己，充当正常人家庭及社会角色。

6. 摆脱患者角色，不因病依赖他人，姑息自己、迁就陋习。

7. 从小事做起，一点一点发展社会交往能力。

8. 主动培养一些兴趣爱好，学习一些有益的技能。

9. 学会关爱他人，遇到不顺的事经常换位思考，退一步海阔天空。

10. 坚持服药，定期门诊，预防复发。

十五、疫情期间，精神障碍患者和家属需要注意什么?

一场突如其来的新冠肺炎疫情打乱了我们的生活节奏，也影响着住院的精神病患者。

患者及家属都要调整好情绪与心态，积极配合医院的管控措施，坚持规律生活与服药，不要因为外界的任何影响而改变已经坚持的规律；如果患者出院，也要如此，并开展适当的居家运动，尽量减少出行，少去人多的地方，如需了解信息可关注相关的官方网站或微信公众号；去医院就诊时一定要做好个人防护（全程正确佩戴口罩，主动接受体温检测和出示健康码）。如果近 2 周自己或密切接触者有感冒、发热症状或有疫区接触史，建议先在家自行隔离，观察病情变化，必要时去定点发热门诊就诊。隔离 14 天后确认没有问题再来院就诊，如有特殊情况，可与社区街道联系，也可电话咨询。

十六、新冠肺炎疫情给精神科病房带来了什么变化?

面对疫情，医院考虑的是要保证住院患者的安全，精神科病区实施的是封闭式管理，人员密集、易感性高，工作人员为流动性，尤其当初还有春节探亲的医护人员，为保障住院患者的健康安全，我们对所有职工进行排查和责任落实，定期的家属探视也暂时取消。由此部分患者也出现了焦虑、恐惧、愤怒、悲观、猜疑心加重等负性情绪，我们积极采取应对措施。对于这类患者，及时心理疏导，并动态科普新冠肺炎疫情与防范知识，让患者及时了解时事，教会患者怎样做好自我防护（主要是与人接触的距离、咳嗽的礼仪、手卫生等），告知做到正确防护后不必紧张，同时引导患者怎样去关心家人，让不能探视的家人放心。

病房内还会组织各种趣味活动转移患者注意力；每天晚餐后病房内会安排患者与家人通话，让患者经常与家属保持联系；患者所需购买的日常用品，我们会登记好帮忙代购，以减少家属的出行。医院也充分了解到实际情况，积极解决疫情期间的探视问题，每个病房安装在线视频电话，护士联系家属并指导其如何操作，医院定时提供在线视频会客。一对一地沟通交流，以此实现远程探视，让患者与家属情感互动的同时，有效缓解患者因无探视产生的负性情绪，避免病情出现明显波动变化，受到了患者和家属的一致好评。当然，取消家属探视，虽然有效杜绝输入性感染，但也增加了患者与家属的不便，一旦疫情常态化，我们会作出相应调整，尽量方便患者及其家属。

本篇作者简介

闵海瑛
- 上海市浦东新区精神卫生中心暨同济大学附属精神卫生中心（筹）
- 护理部主任
- 国家二级心理咨询师
- 心理治疗师中级
- 上海市护理学会心理卫生专业委员会委员兼秘书
- 上海市精神专科质量控制委员会委员
- 中华护理学会精神卫生专业委员会专家库成员
- 主攻临床护理，从事精神科工作 25 年

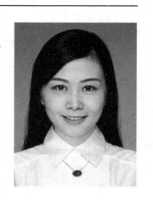

孩子的学业压力和亲子冲突

很多父母发现孩子厌学会比较着急，想尽了各种办法，但父母越着急，越想去解决问题，情况会越严重。而很多时候，我们采用中医所讲的"头痛医脚"的办法，改善孩子所处学校的人际关系的环境、加强家庭的支持理解（包括改善父母的关系）等方法后，很多孩子反而能够正常上学了。

厌学这个现象，国际上用"拒学"；即"school refuse"。实际上，从幼儿园到小学、到中学、到大学，甚至到研究生阶段都有，可以是小到幼儿园中班的小朋友,也可以是大到 30 多岁的博士生，厌学是一个非常普遍的现象[1]。

一、如何来理解"空心病"？

最近社会上比较流行的一个词叫"空心病"，空洞的"空"，心灵的"心"，疾病的"病"。在笔者临床咨询工作中，可以看到这样的孩子，他们的学习成绩优异，但是问这些孩子，他们将来想做什么？他们会说不知道。再问他觉得现在学习的意义何在？是为自己学习还是对学习有其他的看法？很多孩子会很茫然地说，不知道学习是为了什么，只是觉得学习就是父母和老师、社会交给他们的一种任务，就像我们大人有时候对工作的态度一样，有些事不得不做，但不知道做的意义何在。

所以对缺乏人生目标，觉得学习完全是一项差事的这些孩子，我们用"空心病"这个词来描述。但是这并不是一个严格的精神科诊断，只是对一个社会现象的描述性用语[2]。

---

[1] Kearney C A , Albano A M . When children refuse school : a cognitive-behavioral therapy approach[M]. Oxford University Press, 2007.
[2] 汪星刚. "空心病"下的大学生心理障碍透视[J]. 武汉理工大学学报:社会科学版, 2017(5).

二、孩子面对学业时犹豫不前，意味着没有目标吗？

　　家长可能会问，厌学的孩子是不是没有志向、没有想法、自甘堕落？实际上不是的。在笔者接触的案例中，很多厌学的孩子，恰恰成绩非常好，在学校同老师和同学的关系也很不错，但是他觉得学习没意义，不知道学习的意义是什么。很多孩子一方面觉得学习很无聊，不想学，但是另外一方面又不知道不上学他可以做什么。同时又担忧不上学的话，对不起父母，道理上也说不过去。所以这方面来讲，很多厌学的孩子，实际上内心是非常纠结和挣扎的。

　　这个现象是来自社会、家庭、孩子个人多个层面造成的。当对一个孩子的评判标准仅停留在学习成绩上时，家长对孩子的全部期待也就仅限于此。因此，家长的全部注意力都在孩子的学习上，以致当孩子学习成绩不佳时，就如同灾难一般，会觉得孩子上课不专心，成绩就会下滑；成绩下滑，就意味着成绩不好；成绩不好了，就考不上好的学校，以后他的人生就完蛋了。有这种灾难化想法的家长，一方面受到社会普遍焦虑情绪的影响，另一方面可能跟他个人的成长经历有关。现在社会本来压力就大，加上家长的焦虑，孩子面对繁重的学业，老师的催促，很多心理弹性比较差的孩子，容易出现所谓的厌学情绪。

三、如何引导孩子认识学习不是一种负担？

　　孩子在年龄小的时候，并没有对学习本身有一个清楚的认识，只是觉得周围的小朋友都在上学，父母和老师也告诉他应该学习，他沿着父母和社会设定的轨道，像一辆列车一样向前行驶，但是这辆列车未来奔向的目标和车站，他并不知道。也如在海上航行，一艘船漫无目的地行驶，没有灯塔指引，海上风平浪静的时候，正常行驶，就会造成错觉这条人生的小船不会翻船。但是一旦风浪来了，船上的孩子没有一个明确的、属于自己的人生的目标，没有自己渴望做的事情在内心支撑他前行和面对困难的话，他很容易自动停下来。

四、家庭经济条件对孩子的学习影响大吗？

　　这个要看家庭和父母各自的成长背景。数据调查显示，家境比较好的孩子在人生目标规划上可能会比家境稍微差一些的孩子要明确一些，在学习的过程当中，如果遇到困难，他们父母能帮他们找到的社会资源以及支持也会多一些，他们走的这条路可能就会顺一点，但这并不是保证孩子学习进步的绝对因素。

据笔者观察，很容易焦虑的父母都有一些特征，如他们对自己的人生，对自己的婚姻，包括对自己的职业不太满意，就会把这种心愿寄托到孩子身上，让孩子代自己来实现。这样的家长，其孩子可能出现对学习的焦虑、对学习的排斥的概率会高一些，因为孩子背负的期望值会更多一些，他们更像是为父母而学习。

五、孩子学习不在状态，家长应该怎么办？

我们换个角度来看待孩子的这种表现。我们想象一下，孩子被关在家中上网课，网课虽然营造出一种虚拟的课堂情境，但是很难让孩子有真正的参与感。课堂环境本身就会有一定带动感，有的孩子就好像跟着队伍一起走正步，即使不想学，但大家都在走正步，他也会被动地走一下。但孩子在家里在这样没有氛围的环境下，学习了几个月，不仅学习效果低下，还有可能引发厌学等负面心理。

只是不同的孩子，适应的节奏不一样。可能有的父母比较有先见之明，疫情期间，孩子除了上网课和同学接触，也可以通过微信群这些方式和同学保持联系。这样的孩子在返校之前，这种群体的代入感一直维持着，返校后的适应性就比较快。但是有的孩子在疫情期间就没有什么接触，现在让他回到学校环境，会让孩子面临一些心理上的应激和压力。一些孩子出现注意力不集中，确实是很正常的反应，所以我们一些父母首先要调整自己的心态，接纳孩子的这种情绪。

很多时候，我们的焦虑源于我们对孩子的不理解，而这种不理解往往是无意识。当我们不能理解孩子行为时，我们就会觉得很紧张。当很紧张、很焦虑的时候，从医学上讲人的交感神经会兴奋，一兴奋，喉部的肌肉就会紧张，说话的时候眉头不自主紧锁，声音音调变低，这个时候虽然自己觉得和孩子说话很正常，但是在孩子眼中表情有点狰狞。如果拿面镜子照照自己，就会发现自己就是这样一个状态，像头野兽。

六、为什么说良好的学习环境有助于学生学习效果?

心理学上有一个原理,旨在说明环境对人的影响—环境催眠。即个体在一个环境里是否愿意做一件事情,环境对他的催眠作用是很强的。当我们进入那个环境以后,就会被环境催眠,就比如坐在安静的演播室,面对专业的主持人,你就会觉得你可以安心地去回答主持人的提问。但是如果把你放到大街上,或超市那样的环境,即使是同样的主持人和同样的你,你也没有办法安心去做这件事情,所以环境的催眠作用是很明显的。良好的学习环境对学生的学习来说,也是如此。

七、家长在感觉到自己生气、焦虑的时候,背后到底发生了什么?

在我们专业上有一个词叫"家庭情绪系统",意思是家庭就像我们个体一样,会有自己主导的情绪反应习惯,如有的家长特别容易焦虑,就会有那种不自主的语气、语调,家长会把这种焦虑传递给孩子,孩子相应也会变得更焦虑。

因此当看到孩子学习分神的时候会焦虑,是很正常的。但是焦虑出现以后,第一件事情是先去接纳和意识到自己此刻的紧张,然后做几个深呼吸。不用着急催促自己赶走焦虑,可以再做几个深呼吸以后再走第二步。

可以问问自己此刻到底是孩子的哪个行为引发了焦虑?藏在焦虑背后的担心是什么?比如说担心孩子就此成绩下降,或者担心孩子沉迷游戏之类。再回过头看看自己的焦虑和愤怒,然后试着再把这份担心和恐惧变成最简单明了的话,告诉孩子。

跟孩子交流时,掌握一个最核心的原则:一句话能讲清楚的事,千万不要变成二三句话,也不要用指责批评的语气去讲。

八、如何看待面对学习,"鸡飞狗跳"的亲子关系?

当孩子说好像漏题了,做错题了时,父母就一味地批评。但父母更应从孩子的话里边听到另外一层意思:他想告诉父母,实际上做错题、漏题他也不想，他本来就很挫败了。但是如果挫败的时候，父母再用一种单纯的指责或者批评的态度，他就会更挫败，挫败到最后，觉得好像也没有办法跟爸爸妈妈说话，怎么办？只能无语，也就不回应了。这个时候很多父母会更抓狂，很多父母可能就会说他们焦急，孩子怎么会就无所谓了。父母的指责和批评，孩子的无所谓，会变成一个恶性循环。实际上这一点可能就透露出很多孩子真正想告诉父母的一个信息是：事情本身是那个事情，但是父母态度可能比事情本身重要。

同样一件事情，如果父母看到孩子错漏题时候，不是一上来就带着一种焦虑的、抓狂的、批评的语气，而是换一个方式，说："好像你这次错题，我也觉得很奇怪的，为什么这个题你总是会错掉呢？让我们一起讨论一下，问题出在哪里？"家长带着一种真诚的、支持性的态度去和孩子就事论事地讨论问题，可能很多孩子的体验就会不一样，他就会觉得实际上面对这个问题的时候，他并不孤独，是有很多人支持和理解的，就和前面那种情况有完全不一样的感觉。

九、"你怎么就那么笨呢"这句话对孩子有什么伤害？

家长常不经意间说出"你怎么就那么笨"，这句话对很多孩子来说是最致命的。因为这句话已经带有对孩子人格的贬低了。但很多孩子心里会有另外一个声音不停地抗争：实际上不是因为我笨，这是由父母造成的。但他没有办法说出来，毕竟是他的父母，他也没有办法去否认他和父母之间的亲情关系。所以很多孩子可能很长一段时间就一方面觉得自己笨，一方面又不服气。孩子在这种矛盾的心情中，怎么可能专心学习。

不管孩子是回避和父母沟通，还是顶嘴，实际上这两种方式都是孩子在向父母传递一个信号：你现在对我的方式，或者你的某些观点我是不同意的。只是一种方式是回避，一种方式是直接公开的反对。

十、亲子冲突应该如何来解决呢？

当你的孩子向你抱怨学习压力大或者自己不开心的时候，实际上他真正需要的可能并不是你直接给他一个所谓的建议。成人的阈值与孩子的阈值是不同的，因此更需要家长设身处地地站在孩子的角度来体会他们的压力。实际上真正需要的是能够愿意去耐心倾听他的诉说，以及来自家长的那份愿意去耐心接纳他这种无助和焦虑情绪的态度。

所以，建议家长，下次孩子诉说他的苦恼的时候，先不用着急，先不用想着给出建议，耐心地听孩子讲完，再跟他说，"虽然我没有办法马上给你一个建议，但是你的那种焦虑我是听明白了，我们来讨论一下，可以怎么帮你？"

当真正给孩子这样一个稳定的情感回应的时候，孩子的情绪也会稳定下来，会自己去找办法。有的孩子可能就会说好吧，这个问题也许我可以去请教我的同桌，那个问题我可以去请教某某老师。

十一、面对复课后的适应期，如何进行亲子沟通？

有些家长已经意识到孩子学习习惯有改变，成绩下降，这些可能与疫情导致的学习环境变化有关。

这时不一定要把注意力完全放在孩子的成绩上。每天放学以后，第一时间问孩子，今天上课是否专心？成绩怎样？可能会引起孩子的反感，他会觉得家长好像只是关注他的成绩，而没真正关心他在学校过得如何？这时，家长也许可以换个策略，询问他今天在学校和同学相处怎么样？和同学聊天的时候，有没有一些新的想法？

先去关注、了解孩子现在在学校里和同龄人的人际关系。如果还可以，可以稍微询问一下孩子最近在学习上有没有遇到困难，如果孩子说他倒有一些困惑，那就先听他把困惑讲完，家长先不要急着给建议。如果真的很想给建议，也应听孩子讲完以后，千万不要让家长的建议变成一种强制的命令。

十二、为什么孩子和母亲冲突的强度要高于和父亲？

不同的家庭在照顾孩子的角色分工上有所不同，一般来说最容易和孩子发生冲突的家长，也是平时和孩子接触最多、感情最亲密的家长，所谓相爱相杀。

有的家里爸爸忙于工作，可能很多时候情绪上、生活上和孩子并没有太多的交集，这个担子就只能落到妈妈身上。而妈妈一个人承担照顾孩子生活、学习，还要照顾孩子情感，也会很疲劳。她一肚子的委屈可能也想有个人讲，如果这个时候她和丈夫讲，丈夫不回应，妈妈的这种委屈和自责的情绪就会更明显，反过来就会更影响到她和孩子的相处。这种情况，表面看上去好像只是孩子和妈妈的问题，但实际上隐藏着一个在家庭里缺位的爸爸，所以很多时候要求妈妈在和孩子相处的时候，稳定情绪，另外一方面也需要丈夫能学着靠近自己的妻子，安慰自己的妻子。

十四、疫情反复，孩子再次回家学习，家长如何缓解焦虑？

面对孩子要重新回家上网课时，家长首先能意识到自己的焦虑就是一件好事儿，这种情况下出现焦虑是正常的。家长们可以先接纳自己的这些焦虑，不用刻意压制。也许可以和你的伴侣（妻子或丈夫），讨论一下疫情有了反复以后，孩子再次回到家里，对于管理孩子学习生活怎么分工呢？但核心原则不变：要相信，我们作为父母，还有我们的孩子都是有弹性，有调节性的。

最忌惮就是在疫情的变化期，不经过孩子同意或者说很专制地给孩子安排很多不容辩驳的一些家庭规则。

十五、孩子有时不愿睡觉，只想看电视怎么办？

这也是一个很常见的问题。但是我们要把目光放得更远一点，为什么会出现这种情况？实际上，很多孩子在家庭环境里除了看电视，从电视中发现一些乐趣外，也找不到其他可以让他感兴趣的事情。

所以，我们除了考虑怎样管理孩子看电视这件事以外，也可以从另外一个角度来想一想，如何培养孩子其他的兴趣？

比如说，除了让他看电视，有没有其他更有意义的亲子活动可以和他一起做，如大家一起阅读，把孩子对电视的沉迷加以转移，这要比一味的堵更加有效。

十六、青春期孩子沉迷玩手机，该怎么办呢？

实际上玩手机本身也有其复杂性，可能有的孩子是在学习之余，觉得只有玩手机才是他唯一缓解自己焦虑情绪的方式。有的孩子可能在玩手机、玩游戏时，有一群志同道合的朋友，可以在其中被理解和支持。

　　建议家长在看到孩子玩手机的时候，先别急着把手机视为洪水猛兽，可能还是先需要深入了解一下，到底玩手机对孩子来说意义何在？再和他就事论事地讨论，比如说表明态度：虽然我们不是你，可能不能完全体验到你的感受，但是我们还是尊重手机对于你的意义，不过需要提醒你，沉迷于玩手机的话，可能对于你当下必须做的一些事情，比如说学习、休息，都会有很明显的影响。不管你接不接受，但是我们是很难接受的。所以你愿不愿意和我们做一定的妥协？

　　如果孩子愿意和你订协议的话，建议要有几个基本的原则。一是在共同商议、双方平等协商的情况下；二是定下每天玩多少时间，做到了怎么样，做不到又将怎样。要有具体的细则；三是协议也需要有一些弹性，比如孩子说今天可能我心情特别不好，能不能多玩一点时间，这种弹性是需要的。

本篇作者简介

刘亮

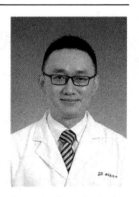

- 同济大学医学博士
- 哈佛大学医学院访问学者
- 上海市浦东新区精神卫生中心暨同济大学附属精神卫生中心（筹）临床心理科主任
- 精神科副主任医师
- 中国心理学会临床与咨询心理学注册系统注册督导师
- 中国心理卫生协会心理治疗与咨询专委会家庭治疗学组委员兼副秘书长
- 中德家庭治疗连续培训项目第 8 期中方教师

一起聊聊老年痴呆

《世界阿尔茨海默病 2018 年报告》显示：每 3 秒钟，全球就有一名痴呆症患者产生。目前，全球至少有 5000 万的痴呆患者，其中约 60%~70% 为阿尔茨海默病（简称 AD）患者[1]。目前中国有老年痴呆患者 500 万人之多，约占世界总病例数的 1/4，而且每年平均有 30 万新发病例[2]。中国老年痴呆的患病率已随着年龄的升高呈显著增长趋势：75 岁以上达 8.26%，80 岁以上高达 11.4%；老年痴呆的患者女性多于男性，60 岁以上妇女患老年痴呆的比例通常是相匹配男性的 2~3 倍[3]。

虽然痴呆症主要影响老年人，但它并非老龄化的正常组成部分。痴呆症是一种慢性或进行性综合征，由多种影响记忆、思考、行为和日常活动能力的脑部疾病引起。痴呆症是全世界老年人残疾和依赖他人的主要原因之一。它不仅给痴呆症患者而且给其护理者和家庭带来巨大压力。对痴呆症的认识和理解不足导致诊断和护理方面的障碍，甚至歧视。痴呆症对护理者、患者家庭和社会的影响可能是身体上的，也可能是在心理、社会和经济方面。

一、老年痴呆的危害有哪些?

1. 患者。主要表现为记忆力或生活能力下降，但无法改变，容易出现焦虑、抑郁的情绪。随着病情的进展，远近记忆严重受损，进入全面衰退状态。一般来说，老年痴呆患者的平均寿命为 4~10 年，影响寿命的因素包括食欲减退、肺部感染和慢性消耗。

2. 家属。从某种意义上讲，最痛苦的不是老年痴呆症患者本身，而是照料患者的家属。随着病情的逐渐加重，患者对家属的依附逐渐加

---

[1] https://www.alzint.org/resource/world-alzheimer-report-2018

[2] 姜良铎，周丽珍，马元,等. 排毒解毒、调补养生与脑保健[J]. 中华现代中西医杂志, 2003, 001(006):495-497.

[3] 贾晓宏. 中国老年痴呆患者每年增加 30 万人仅有 27%就诊[J]. 吉林医学信息, 2014(1):41-41.

重，且出现幻觉和妄想症状，无法沟通，严重影响家属的身心健康和生活质量。

二、痴呆症的治疗方法有哪些？

1. 非药物治疗。包括地中海饮食、适当运动、多动脑筋、音乐疗法、减少应激、增加社交、注意睡眠卫生和接受痴呆知识的培训。

2. 药物治疗。包括抗痴呆药物、抗精神药物、抗焦虑抑郁药物等。临床上常见的抗痴呆药物有安理申、艾斯能、加兰他敏、石杉碱甲、美金刚等[1]。具体用药请结合临床，以医生面诊指导为准。

三、治疗老年痴呆的药物有哪些？

首先，是促智药。目前最常用的药物有两大类型，一类叫胆碱酯酶抑制剂，另一类叫谷氨酸能受体拮抗剂，是国际上公认的治疗老年痴呆比较有效的药物。它可以阻止病情的发展或者稳定病情。老年痴呆是脑子退化的改变，所以随着年龄增长，这个病会加重，所有的药物都不能阻止病情的发展，只会延缓它的发展，也不可能治愈。

其次，就是抗精神病药物的治疗，它对认知功能的改善是没有帮助的，但是它可以控制患者的精神症状，比如说焦躁不安、暴躁、情绪不稳定、幻觉等等。这类精神症状会对照料者的护理产生很大的麻烦，所以控制精神症状是必须的。具体用哪种药物应该在医生的指导下，在合适的阶段选择对患者合适的药物。

四、日常护理痴呆老人需要注意哪些事项？

痴呆患者会出现记忆智能衰退、社会功能损害以及问题行为，对自身和家庭造成一定的影响，所以对于老年痴呆患者除了积极的治疗外，护理也是很重要的。

---

[1] 孙达亮，王立娜. 非典型抗精神病药治疗痴呆伴发的精神行为症状的研究进展
[J]. 中华老年医学杂志, 2018, 037(002):240-244.

1. 尽量保持患者生活环境中的各种事物恒定不变,必须改变时要采用缓慢渐进的方式。痴呆患者学习新事物的能力很差,生活环境的改变会使其不知所措,加速自理能力的下降。但现实生活中变化总是难免的,护理者应尽量使这一变化小一点、慢一点,并反复教导和训练患者适应新环境。

2. 提供适当的帮助。照料痴呆患者并不等于替他做一切事,那将使其生活能力迅速下降。应鼓励他去做力所能及的所有事情,同时给予必要的帮助。痴呆患者就是在做最熟悉的事情时,也可能遇到困难而产生挫折感,进而退缩回避,并最终丧失做此事的能力,适当的帮助可避免此种情况的发生。

3. 简单原则。生活是复杂的,不要试图训练痴呆患者去完成那些复杂的工作,如做饭、用洗衣机等,那只会加重他们的挫折感,引起不必要的情绪反应。告诉患者在哪里上厕所、在哪里睡觉也许更重要。在训练患者做那些简单的事情时,应使程序和步骤减到最少。

4. 耐心。由于痴呆患者理解力、记忆力减退,因此在接受指导时大多反应较慢,或因遗忘护理者的要求而停滞不动。护理者需不急不躁,多给患者一些时间,并心平气和地反复指导,方能取得更好的效果。

5. 个体化。对痴呆患者的护理应根据其病情特点制订相应的计划,并随着病情的改变而改变。

6. 自我调适。护理痴呆患者是一项长期而艰苦的工作,为护理人员提供良好的生活和社会支持,将有助于他们保持积极乐观的心态,避免因他们的情绪波动带给患者额外的压力。

五、痴呆症患者出现精神和行为症状怎么办?

精神行为症状(BPSD)是 AD 三大典型临床症状之一,80%~90%AD 患者伴发这类症状,主要表现为:激越/攻击行为、幻觉妄想、焦虑等。精神行为症状对照料者的护理会产生很大的麻烦,给家庭经济带来沉重负担,也是就诊住院的重要原因。

1. 当患者出现妄想或幻觉时,切勿与之争执或否定其真实性,我们要明白他已失去自我控制能力,而对他发怒或责备都于事无补。

2. 要认同其感受，要善用身体接触，如轻柔握着患者的手，或利用其他活动或话题转移他的注意。

3. 应尽快去医院就诊找出原因，因为可能需注意药物不良反应。可适当地运用精神科药物治疗，抗精神病药物控制妄想及幻觉，抗抑郁剂改善情感症状。

六、老年痴呆症患者常见问题如何护理?

对痴呆症患者的照护应该是以人为本、以患者为主，要尊重他，面对一切问题行为都要找原因，找患者的原因，找家里人的原因，找家里环境的原因，患者、家属、环境这三个原因一个都不能缺。

1. 患者不吃饭怎么办
（1）排除身体原因（食管肿瘤、感染）。
（2）换换饭菜口味。
（3）对照护员不满意。
（4）遵循老人的吃饭饭点。
（5）持续几天滴水不进，精神越来越萎靡，及时去医院就诊。

2. 患者有其他疾病，吃药要注意什么
家属记录下患者现在所有在吃的药是什么，这样医生可以想办法帮你去看药物间相互作用是什么。

3. 患者服药后不适怎么办
及时去找专科医生，科学调整用药方案。告诉医生患者出现了什么反应，表现是什么，听听医生的建议，判断是药物的不良反应还是其他的问题。也许是其他的问题，可能是别的病，及时诊治。如果是药物的不良反应，医生自然会调整用药的方案。在用药的问题上，家属不要擅自行动。

4. 如何防止患者噎食
（1）将食物切割成小块，预防噎食。对于重度痴呆症患者的食物可能需要加以磨碎或提供流质饮食。
（2）提醒患者吃得慢点。

（3）当患者出现吞咽困难时，必须寻求医生或职业治疗师的协助，指导如何训练吞咽或其他解决办法。

5．如何防止患者跌伤

（1）及时就诊，排除患者常见病。患者比较常见的一些身体疾病，如动脉硬化突然出现脑血栓，这时候就容易摔跤，应该及时去就诊，排除脑血管疾病的原因。

（2）缓慢起身，等血压稳定再慢慢走。尤其注意患者的服药情况。

6．如何防止患者走失

患者视空间能力受损时家属应高度警惕，不能掉以轻心。

（1）外出时有人陪伴。

（2）安装不易打开的门锁或警铃，防止患者跑出去。

（3）给老人戴手圈或名牌。

（4）向其他人告知患者的情况。

7．如何预防患者自伤或伤人

在患者无法和对方建立一个有效沟通的基础上，他会通过一些行为来表达他的诉求，必须帮他解决诉求。每天日常一定要和他保持交流。可能他不会说话了，和他说很多也不会回答你一句，要观察他的表情。在日常的观察中，他会认为你对他好，你理解他，他出现攻击伤人的行为会非常少。

另外，要将刀及危险物品收好，避免发生伤害。

8．患者为什么有翻找、藏物等行为

（1）保护自己的所有物。

（2）身旁有陌生人就觉得应藏起有价值的东西。

（3）无意义的行为，只是疾病的症状之一。

（4）带来满足、愉悦、幸福感。

处理方法：尊重他，随他去。

9．改善居家环境的四个步骤

（1）保护好有价值的东西及危险物品。

（2）环境简单化，易于发现改变及找到东西。

（3）创造一个适合翻、藏的环境。

（4）消除危险及不安的环境。

七、治疗老年性痴呆药物的常见不良反应有哪些？

一些症状性不良反应如头晕、恶心等一般无大碍的，可能服一段时间药后机体耐受了就不出现了。患者家属可能只重视这些症状，一旦出现不舒服就认为不是好药，其实不是这样的。上市药物的安全性还是可靠的。

一线临床药物都是针对细胞内的化学物质，我们称之为神经递质，一类叫做乙酰胆碱酯酶抑制剂，如多奈哌齐、石杉碱甲等，可能会让我们的心率减慢、血压降低，在心率低于 55 次再应用此类药物就要监测心率了，或者就干脆不用。

第二大类谷氨酸受体拮抗剂，如美金刚，能治疗兴奋性，但个别患者反而能导致焦虑，早期用药时突然出现精神异常，但随着长期用药精神症状可控制了，这是特殊的针对药物的机制出现的临床不良反应。

还有些广谱的，因为所有的药物都经过肝的代谢、肾的排泄，那些肝肾不好的人，可能使用所有的药的时候都要小心。

另一些也是比较广谱的，患者为过敏体质，就需要小心。

八、服药后出现不适怎么办？

服药后出现不适症状时要全面分析，不能因为出现这症状，不问医生就自己主观臆断地把药停掉。这样，给患者带来的可能是更大的不良反应，因为他有病才吃药的，贸然停药将导致疾病的风险增加。应该与医生商讨，把用药后的所有反应及时反馈给医生。总之，不管症状是减轻还是加重了，都不要自己自行更改处方。

九、服药后不适就是药物的不良反应吗？

家属和患者一定要注意区别该不适是药物的不良反应，还是恰巧有其他疾病的症状出现了，或者因为最近的饮食不良导致的。不要因为吃药后出现不适就认为是药物的不良反应。

十、老年人好几种药一起吃会有什么风险呢？

因为老年人的共病较多，可能会有高血压、糖尿病、脑血管病、心脏病还有肿瘤，甚至神经科就会有帕金森、痴呆、脑血管病几大疾病合并的情况，所以要重视药物之间的相互作用问题。

比如说华法林，因为药物量大了会导致出血、脑出血、消化道出血，会导致生命的风险，抗生素又对华法林影响很大；还有一些像柚子、橘子汁可能对他汀类药物代谢有很大影响。

我们只选择最基础用药而且合并在一起相互不良反应比较小的药在一起用。要知道这个患者都吃了哪些药物，药物与药物之间有什么影响，要对此全面管理。

十一、老年性痴呆有药可治吗？

目前，老年性痴呆治疗面临很多困难。有一项来自 155 个国家的 7 万人调研结果显示：社会大众对疾病的认知严重不足，人们普遍认为痴呆是衰老的必然阶段，并不是一种疾病，很多人都认为自己将来会痴呆，这可能导致了治疗现状的不足。我国数据显示，获得诊断的患者不足三成，接受治疗的患者约两成，甚至有将近一半的患者从一开始就去错了就诊科室。

我国临床现有可用于治疗老年性痴呆的处方药物仅为两类，分别是胆碱酯酶抑制剂和兴奋性氨基酸受体拮抗剂。不管是临床专家还是制药者，其实都在为 AD 的治疗突破做出各种努力，然而至今并没有获得令人欢欣鼓舞的结果，许多新药物的研发也屡屡受挫。2017 年以来再无实质上的新药研发成功，在这被称为新药物的"研发黑洞"的影响下，包括辉瑞、强生在内的多个跨国制药公司已经退出了这个领域。

最新一个治疗阿尔茨海默病的药物是 2019 年 12 月上市的甘露特钠胶囊（又名：九期一），这是一种从海藻中提取出来的寡糖药物，由中国团队独立研发的，可作用于脑肠轴，通过平衡肠道菌群，抑制神经炎症，抑 aβ 斑块形成，从而系统性地应对 AD 复杂疾病机制。临床试验中不良反应总体发生率与安慰剂组相比无显著性差异。常见不良反应包括口干等，发病率均小于 2%。

十二、体育运动对于缓解记忆力减退有益吗？

通过体育锻炼，能使大脑和神经系统得到锻炼，提高神经工作过程的强度、均衡性、灵活性和神经细胞工作的耐久力；能使神经细胞获得更充足的能量物质和氧气的供应，从而使大脑和神经系统在紧张的工作过程中获得充分的能量物质保证。

据研究，当脑细胞工作时，它所需的血液量比肌肉细胞多 10~20 倍，大脑耗氧量占全身耗氧量的 20%~25%。体育锻炼能使大脑的兴奋与抑制过程合理交替，避免神经系统过度紧张，可以消除疲劳，使头脑清醒，思想敏捷。

十三、退休后多样性活动有助于预防老年痴呆吗？

散步、做家务、园艺、慢跑、骑自行车、跳舞、健身、打保龄球和游泳等运动，参加哪些运动可以更好地预防老年痴呆呢？美国约翰斯·霍普金斯大学研究人员研究发现，那些兴趣广泛、参与多种活动的老年人最不容易得老年痴呆症，即使像打牌这样需要久坐的活动对预防老年痴呆症也是有益的。

九成以上的老年痴呆都是属于脑机能的"老化、废用型痴呆"，多数患者整天横躺在电视前，生活中缺少朋友、不喜欢去人多的场所，也无种植花草等兴趣。

人类的左脑负责处理工作、读书信息，右脑则负责处理嗜好、艺术、运动等信息。若在中年时忽略右脑的锻炼，退休后若无法在短时间调整生活形态，左、右脑运动不足，即容易产生老化、废用型痴呆。防止老年痴呆症的最好方法，当然是及早开始右脑的锻炼，如培养工作以外的生活嗜好，种类、范围不拘，最重要的是能够以轻松的态度和玩游戏般心情去从事活动，如果能够找到一起分享的同伴更佳。谈恋爱也是预防其患痴呆症的佳方。

十四、痴呆患者的饮食原则有哪些?

1. 饮食要三低低糖、低盐、低脂。如果饮食长期高糖、高盐、高脂易使血压升高,动脉硬化,年老易患痴呆。

2. 用膳要均衡。每餐最好七分饱,若长期饱食,易致脑血管硬化,脑供血不足,大脑早衰和智力下降。

3. 多吃含胆碱的食物。胆碱有助于乙酰胆碱的生成,乙酰胆碱能增强记忆,有预防痴呆的作用。含胆碱的食物有豆类及其制品、蛋类、花生、核桃、鱼、瘦肉等。

4. 多吃含 B 族维生素的食物。维生素能有效地降低老年痴呆的发病率。研究认为:维生素 B_{12} 缺乏,可使体内转钴胺结构和作用改变,进而导致免疫球蛋白生成衰竭,抗病能力减弱,严重时会引起神经细胞的损害。英国一项研究表明,加大 B 族维生素和叶酸的摄入有利于避免早发性痴呆。

5. 多吃鱼和大豆。实验表明,健康者的大脑 DHA 的成分较高,患各种程度痴呆症的人,血液中 DHA 的含量平均比正常人少30%~40%。因此,多吃高油脂的鱼,如鲑鱼、鳟鱼和鱿鱼等,可有效预防痴呆症。大豆含有丰富的异黄酮、皂苷、低聚糖等活性物质,常食大豆食品不仅可以摄取充分的植物蛋白,预防高脂血症、动脉硬化,还有抗癌及预防老年性痴呆等功效。

6. 多食卵磷脂食物。磷脂是脑内转化为乙酰胆碱的原料,是神经元之间依靠化学物质传递信息的一种最主要的"神经递质",可增加记忆,人们可以从食物中摄取卵磷脂来预防老年性痴呆症,如蛋黄、猪肝、芝麻、山药、蘑菇、花生等都富含卵磷脂。

7. 多吃含有益的微量元素的食物。中老年人要多吃含锌、锰、硒、锗、镁类的食物,如海产品、贝壳类、鱼类、乳类、豆类、坚果类、蚕蛹、大蒜、蘑菇、荞麦等食物。

8. 少饮或不饮烈性酒。酒精能使大脑细胞密度降低,脑功能降低,脑组织萎缩,反应迟钝,导致痴呆。喝酒过度会导致肝功能障碍,引起脑功能异常。

9. 避免含铝食品、腌制品、霉制品、水垢、高温油烟、烟雾，此类食品是引起多种脑疾病的重要因素。

十五、哪些食物有健脑作用?

在日常生活中有健脑作用食物有很多，如果能够合理搭配食用，也有延缓记忆力减退的作用。

1. 坚果类 如核桃、花生、杏仁、莲子、栗子等。

2. 菌类 食物如香菇、银耳、黑木耳等。

3. 豆制品 如黄豆、绿豆、豆芽菜等。

4. 鱼类。

5. 水果类 如苹果、葡萄、龙眼肉、荔枝、刺梨和香蕉、桑椹、枣等。

6. 蔬菜类 如菠菜、韭菜、南瓜、菜椒、豌豆、胡萝卜、番茄、蒜苗、小青菜、芹菜等。

作者简介

江琦

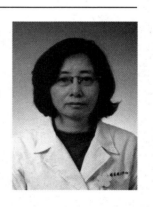

- 精神科副主任医师
- 国家Ⅱ级心理咨询师
- 上海市浦东新区精神卫生中心、同济大学附属精神卫生中心老年精神科主任
- 浦东新区卫生系统中青年业务骨干
- 上海市中西医结合学会第五届精神疾病专业委员会委员
- 上海市女医师协会会员
- 从事精神科 30 年，擅长老年精神障碍、焦虑抑郁障碍、老年心理卫生的诊断和治疗，尤其对老年痴呆的诊治有独特的见解。曾主持参与多项区、局级科研项目，以第一作者在核心期刊发表论文多篇，获 2008 年、2011 年上海市科学技术成果奖

童年期不良经历对个人成长的影响

奥地利精神病学家、个体心理学的创始人阿德勒说的：幸福的人一生都能被童年治愈，而不幸的人却要用一生去治愈童年。

快乐幸福的童年是我们每个孩子的向往，童年有父母的陪伴，无忧无虑的生活，特别幸福。但并不是每个孩子都是如此幸运，他们可能会因为家庭的一些阴影，导致成长过程的不愉快。有些人随着年龄增长会忘记曾经的不愉快，而有些人会因为这些不愉快形成童年期的阴影。

一、什么是童年不良经历？

童年期不良经历也称早期成长逆境，是指个体生命早期经历的一些（躯体/精神/性）虐待与忽视、亲子分离、被溺爱，社会经济地位低下和父母分居/离婚、父母精神疾病史、家庭/校园暴力等不良成长环境等均被视为早期成长逆境或不良经历[1]。

二、是不是那些容易忘记童年不愉快的人，就没有影响呢？

一般童年期的一些经历，影响成年以后的形式，并不是指记得那件事，相反往往是不记得，甚至根本就没有意识到当下的一些情绪困扰、人际方面的困扰是跟自己的童年经历有关系的。

那种不良经历对个体产生的影响并非个体对整个事件的记忆，而是对那件事的一些细节的记忆。如小时候被父母揍，记忆中可能已记不清被揍原因，却清楚记得那个被揍场景，以及自己当时内心的恐惧，尤其是那种无助，影响至今。

---

[1] Perry B D . Childhood Experience and the Expression of Genetic Potential: What Childhood Neglect Tells Us About Nature and Nurture[J]. Brain & Mind, 2002, 3(1):79-100.

三、童年期经常遭到严厉父母的各种责备，也属于童年的不良经历吗？

现在很多家长不大敢管孩子了，担心自己的严厉会引起孩子的逆反，做出极端行为。尤其是中考、高考出分、放榜的时候，父母更加小心翼翼，唯恐自己不经意一句话会刺激到孩子。

其实这种管教因人而异，如果在孩子年幼的时候，父母能积极回应孩子的心理及生理情感的需求，孩子会与父母发展出安全、稳定的依恋关系，这种情况下偶尔的严厉，让孩子更加懂得规则、边界，感受到父母的保护，内心更加安全，这时不仅不会出现问题，更会促进孩子的健康成长。然而有些父母可能常年在外打工，或者虽然在家里，但是很少关注孩子，只是在孩子考得不好或者犯错时，施以暴力管教，这种没有稳定、安全的依恋关系就容易产生问题。简单粗暴的管教只会让孩子对自己产生一些负面、消极的想法，比如认为自己是不值得被关爱，不值得存在，活着没有意义等。

四、应该怎么看待"打是亲，骂是爱，棍棒底下出孝子"？

现实生活中，没有完美的父母，总会有让孩子感到严厉的时候，甚至会因出奇愤怒而出现打骂孩子。但我们也要相信孩子的受挫性，并不是只要被父母打了、骂了，就一定会出现心理问题，要看这个刺激是什么样的情境下发生的，发生的频率多高？是否长期存在？伴随着这种打骂，是否存在对孩子的习惯性的侮辱、贬低。

打是一种对孩子的躯体虐待，辱骂是属于精神上的虐待。家长骂孩子：你这个人真笨，你这个人真丑，这样骂一次两次可能还不会对孩子造成很大的影响，但是经常这样的话，孩子就会灌输给自己一个负性信念：我是不好的，我是笨的，我是教不会的，这会成为孩子的自我贴标签，会成为孩子的自我预言。

五、请问常见的童年不良经历有哪些？

对于每一人来说，在成长过程中，可能或多或少都会遭遇到一些不良经历，比如挨打、挨骂，被冷落、遭遇重男轻女，或溺爱等经历，是不是所有的让人痛苦的事情都可以算不良经历呢？肯定不是，根据2010年《美国国家共病调查》（National Comorbidity Survey Replication，NCS－R），首次将12种童年期逆境分为2类[1]，即：

1. 家庭功能不良（household dysfunction）。如性虐待、躯体虐待（欺凌）、忽视、父母精神疾病史、父母滥用药物史、父母犯罪行为和家庭暴力（同胞欺凌）、溺爱等。

2. 其他形式的童年期逆境。如父母死亡、父母离婚、其他形式的父母缺失、童年期躯体疾病和家庭经济逆境等造成的童年忽视，对母亲的暴力侵害。

六、为什么童年期的不良经历会影响一个人的身体和心理的健康？

童年不良经历无论在生物学上还是在心理、社会角度都会对个体造成巨大影响。早期逆境可以在生物上嵌入大脑，导致压力反应系统的长期激活。著名心理学家、精神分析学派创始人弗洛伊德认为人格在5岁时就定型了；而依据荣格分析心理，我们成年以后所表现出来的不幸福、非理性状态，都在童年时有因可循，可以找到生命早期的阴影。

1. 导致个体生物学上的改变。表观遗传学的改变：糖皮质激素受体基因改变（甲基化）；端粒体长度变短；改变了大脑发育的轨迹，从而影响与威胁检测、情绪调节和奖励预期有关的感觉系统、网络结构和电路。影像研究也已经为儿童期虐待对大脑结构、功能和连通性的潜在影响提供了一个引人注目的观点。除了少数例外，一致的证据表明，在成人海马、胼胝体、ACC、OFC和PFC背外侧存在与虐待相关的结构缺陷。

2. 促使个体形成不成熟的防御方式。5岁以前的人生阶段是人格发展的关键时期，如果在这一阶段遭遇不恰当的对待和教养，可能会造成心理创伤。创伤会激发个体做出一些防御方式以保护自己，如压抑、

---

[1] Kessler R C , Merikangas K R . The National Comorbidity Survey Replication (NCS-R): background and aims.[J]. International Journal of Methods in Psychiatric Research, 2010, 13(2):60-68.

屈服、逃避等。在以后的人生再一次经历类似的情境时，便会激发相应的行为模式，导致对现实的不适应性发展或心理的各种困扰。

3. 从需求满足的角度看。核心情感需求没有得到满足也是一个重要因素。没有得到平衡的爱，没有获得足够或恰当的情感支持和回应，要么是被爱得太少，要么是被爱得太多，因而没有体验到恰当温暖、亲密且持续的关系，影响稳定的安全感的建立，造成一些"心"性创伤。从弗洛伊德的性心理发展阶段论的角度看，如果在某个阶段无法使自己得到充分的满足（受到挫折/伤害），或满足过度（放纵），就有可能会形成心理滞留，即停留在上一个阶段而无法正常或完全地进入性心理发展的后一个阶段。此时，个体的本能（心理发展动力）将无法得到合理释放，从而造成一系列的心理问题和障碍。

4. 从荣格分析心理学集体无意识的角度。在某种原始层面上，每个人的潜意识中都存在着某种"原型"。原型是最初的生命样子，通常以神话的形式存在着。在成长的过程中，我们会用自己的经验内化这些神话，使它成为我们世界观的一部分，然后形成自己的神话。比如敢于反抗的战士、乐观的天真者等。从这个角度看，童年阴影与这些神话有关，但其程度因个人记忆不同而不同。比如原型是孤儿，那可能终其一生都会觉得没有安全感，害怕被抛弃。

七、童年期创伤都有哪些?

我们常说的童年期创伤有 5 种：躯体或精神上的忽视、躯体或精神上的虐待，还有性虐待。躯体虐待简单说就是打，精神虐待就是辱骂、冷落，长期忽视孩子的冷暖饥饱就是躯体忽视，长期忽略孩子内心的感受就是一种精神忽视，没有人及时关注到孩子的存在、也没有人及时关爱他，在乎他在学校发生什么不愉快，包括在学校里霸凌等事件。其中非常严重的虐待就是性虐待。性虐待我们平常可能不会重视，认为离自己生活很远，并不是说我们没关注到它就不存在，我们不能说普遍存在，实际上最近几年越来越多关于性虐待的信息浮出水面[1]。

---

[1] 冀云，赵斌，马艳杰. 大学生自卑感在亲密恐惧与童年期创伤经历关系中的中介作用[J]. 中国心理卫生杂志, 2015, 000(006):457-462.

八、溺爱也算是童年期的不良经历吗?

有一种童年期不良经历可能会被忽视掉,就是溺爱。大家可能会质疑,为什么溺爱会属于童年期不良经历,现实中父母都很爱孩子,不但是爸爸妈妈还有爷爷奶奶外公外婆全方位 360 度被爱包围,那么多的人爱他,饭来张口、衣来伸手,孩子用不着为任何事情操心,怎么就算不良经历了。

如果孩子得到的爱是没有原则的,没有边界的,不用为自己的任何事情、行为负责这是可怕的,孩子不知道现实中的边界,从内心的发展上来讲,个人无意识是没有安全感的。没有底线的爱,是一种不安全的爱。溺爱,在孩子成长的过程中也剥夺了他感知世界,对外探索的机会。

九、童年不良经历具体会造成个体哪些影响呢?

童年不良经历可以说对一个人的影响是非常广泛的。从 Felitti (1998)等人关于童年逆境的开创性研究开始,许多研究证据支持儿童逆境与成年期各种心理健康问题之间的密切联系,影响到个体方方面面:认知模式、情感体验、行为模式、个性、人际关系、自我调节、执行功能、学习成绩、未来事业成就等。

1. 对情感、人际的影响。难以建立亲密关系;情感剥夺:因为原生家庭的忽视、冷漠,使得幼儿的情绪情感表达得不到充分的满足,以致成年以后对爱和情感饥渴。

2. 精神疾病风险升高。童年不良经历与 44.6%的儿童自发性疾病和 25.9%~32.0%的晚发性疾病有关。

3. 认知功能的影响。暴露于童年不良经历的参与者的工作记忆准确性降低,这些认知缺陷伴随着颞顶 DMN(默认模式网络)节点和额叶抑制性区域激活的增加;这些激活模式也与焦虑和抑郁症状有一定的相关性。

4. 对个性的影响。比如隔代抚养可能造成个体内心孤独、脆弱、退缩、社交困难、低自尊/羞耻感;幼年时期原生家庭会造成个体过度依赖，破坏儿童信心等；童年时期遭受过被排挤、孤立的经历会导致个体安全感/人际交往中的不信任、孤僻，过于谨慎、人际敏感等特质。

5．对学业、事业成就的影响。ELS 会形成个体的消极信念，在这种信念的支配下会导致个体负面的行为。从各个维度会影响个体的学业或工作成就。有研究显示，ELS 对儿童存在明显的消极影响，不论是从绝对成绩指标还是学生成绩排名来看，这种消极影响都显著存在。不同的隔代抚养类型对学业成绩造成的负面影响存在差异，晚上接受隔代抚养对学业成绩的负面影响最大，白天接受隔代抚养的影响最小。

十、孩子是如何与抚养人发生依恋关系的？

个人的自信、自尊主要在小时候形成。孩子在小时候与他的主要抚养人，无论是爸爸妈妈或者是爷爷奶奶、外公外婆之间形成了一个稳定的安全的依恋关系，这会给孩子一个信念：我是一个值得被爱的人，我是一个值得被珍惜的人，这种感觉给他一种自尊且心安的体验，会进一步促使孩子放心地向外探索；而那些从小与主要抚养人之间形成一种不安全的、矛盾的依恋关系的孩子，他们的情感需求，生理需求往往没有被及时的镜映、满足，这会在无意识层面让孩子形成一些对自己的负面的信念：我是一个不被关注的人，我是一个不值得存在的人，我是一个没有价值的人，不重要的人，我的处境不安全等信念。从而在人际交往中表现出缺乏自尊，没有信心，体现在行为上可能为退缩，也可能是过度控制等不适应性行为模式。

在以上负性信念基础上，这些个体从小就会发展出一些自我保护的防御方式，比如压抑、转移、隔离，或退行等不成熟的防御方式，在行为上可能表现为回避、攻击等。比如有些孩子可能月子里会频繁哭闹，妈妈如果有产后抑郁或因其他原因没怎么关注到他，此后爸爸妈妈可能会发现他第二个月第三个月就好带多了。因为孩子在前语言期已经可以通过非语言声音和姿态与父母交流，那时段父母没有及时回应他就会在潜意识中形成了一种压抑、回避的模式，如果在日后成长过程中不断有经历强化这种模式，到了青春期或成年后可能就会产生不适应的应对模式。再比如开始上学的孩子，如果想要用自己的方法去探索学习，但是爸爸妈妈完全是那种专制型家长,孩子的学习方式完全应该按照父母认为的去执行,孩子就会感受到自己的探索是没有价值的,自己是没有能力去探索的。如果自己去探索,就会遭到被贬低、被侮辱、被攻击等,与其如此,还不如不去做,他逐渐就会发展出那种固化的回避行为。

十一、孩子喜欢打人是和家庭关系不够稳定有关系吗?

也不能肯定是由家庭关系不稳定造成的,因为我们看到的一般是一种现象,这种现象的背后可能源自多种因素。

比如,孩子在家庭里完全没有表现自己的机会,没有权利表达自己。比如学龄期的孩子,完全没有机会想要按照自己的方法学习,没有犯错的机会,他探索的能力和机会都被压制、剥夺了,在家里他不敢发怒,也不能表达自己的愤怒,他的这种愤怒可能就会转移到其他的场合。比如笔者门诊中有很多这样的小学生,老师向家长反映:孩子在学校经常跟其他同学打架,家长很纳闷,孩子在家很听话啊,挺乖的。但也不难理解,孩子在家庭里不能够表达自己内心的不满,不能尝试自己的探索,他个体的本能是受压抑的。用一个孩子自己的话来形容就是:在家里他就像木偶一样,家长怎么滴溜他就怎么动。他肯定需要有个发泄的地方,如果不能发泄,就可能又像别的孩子一样,可能会呈现出各种躯体的症状,比如:表现为无缘由的频繁呕吐、头痛,或者身体的其他不适症状。

十二、怎么理解人生一直在重复早年的关系模式?

一般促使个体寻求专业帮助不是因为早年的经历,而是个体在当下的现实生活或工作中,体会到自己无法控制自己的情绪或无法应对当前的人际关系,这些使他感到非常痛苦。

比如,他跟老板之间相处的模式越来越让自己感到非常痛苦,在治疗过程中,来访者意识到目前自己与上司的关系模式与他早年跟爸爸的关系很相似。这种成年以后职场中的关系,不知不觉地重复了他童年时小孩和家长之间的那种模式了。这种重复早年的关系模式一般会呈现在成年以后与权威人士之间或亲密关系中。

在现实中我们遇到一些事情，会给自己带来一些感受和体验，这种当下的反应可能都是小时候早已经形成的、固化的反应模式，甚至融入了个性中，而这些个性又在潜移默化地影响着现在的生活。

引用一种治疗方法的理论来理解，即认知行为治疗的理论机制：认为我们当下所产生的困扰，比如情绪失控，假如这个情绪失控是一种愤怒的情绪，这种情绪背后可能会是个人认为当下这件事情我没有能力应对，个体会控制不了对自己的一种愤怒，在这种信念及情绪的支配下，他可能产生一些攻击行为，或者退缩行为。比如，有一个来访者说，自己被公司看中，欲提拔为大总监，他感到自己肯定不行，担心会让公司失望，他对公司领导充满内疚、自责，对自己充满愤怒，结果行为上他表现为退缩不敢往前，以致抑郁。这种"认知—情绪—行为"的模式其实在他早年生活中一直存在。

十三、有什么办法能够消除童年期不良经历的负面影响吗？

就像我们身体疾病一样，需要早期识别，尽早终止这种不良经历，对于已经造成的影响需要积极的应对，这牵涉到当事人可以做些什么，家人可以做些什么，专业的心理咨询师可以做些什么。在医学上就是：需要给予足够的重视，及早识别，及早终止伤害、尽早干预。如果伤害达到了创伤的程度，需要尽早心理干预，不经过治疗，创伤会一直在那里，通过不被觉察的方式影响个体的各个方面。治疗重要的不是去挖掘童年创伤带来了怎么样的伤痛，而是换一种方式去看待和感受那些创伤。

1. 看见伤痛。看见/承认自己的痛苦、难过、悲伤，才能从中寻找或了解到让自己感到痛苦、难过、悲伤的事情，才能在未来的生活中避开这些事情的再度发生。同时，只有直面创伤，才可能在人生的框架中找到解释创伤的方式和它存在的意义，才能看见最本质最核心的自己。

2. 自我疗愈。是每一个生命体本身具有的能力，就如同身体受伤后可以自我愈合一样。

3. 创伤治疗。聚焦于创伤的 CBT 疗法，EMDR 疗法。

4. 表达性治疗。沙盘游戏疗法、儿童绘画等。

十四、如何看待留守儿童这个群体呢?

现在社会对留守儿童越来越关注,也出现了许多行之有效的应对方法。有些地方会在一个学校里,或者村子里组织固定的一些人,在生活、情感方面更多地给予这些孩子关注与支持,以减少因各种原因导致的儿童伤害发生。

在笔者的临床工作中,不乏一些已踏入工作岗位的曾经的留守儿童们,提及自己的童年,他们更多地感受到自己小时候情感上遭遇到的长期忽视,他们会说爷爷奶奶只是关注到自己的冷暖饥饱,并没有意识到自己内心对情感的需求,似乎从来没有谁关注(或者在乎)自己内心的想法,自己内心的一些感受。比如他在外面受到一些小朋友的欺负,他觉得很委屈,但是这个委屈一直憋在心里,长此以往,会在个体内心形成一些负面的想法:自己是一个没有价值的人,不被关注的,不值得被人爱的,这也是日后促使个体前来寻求专业帮助的原因之一[1]。

---

[1] 姜玉. 我国留守儿童状况研究[J]. 人口与计划生育, 2016(6):21-22.

胡满基

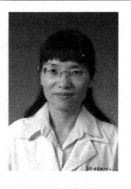

- 上海市浦东新区精神卫生中心暨同济大学附属精神卫生中心（筹）七病区主任、儿童青少年精神心理科主任

- 精神科副主任医师、在读硕士、国家二级心理咨询师、心理治疗师、中国 EMDR 注册治疗师、高级绘画分析师、沙盘游戏治疗师

- 中国药物滥用防治协会青年专家委员会首届委员会委员

- 上海医学会儿少精神医学组委员

- 从事精神科 21 年，主攻创伤经历对个体心理的影响与治疗

- 擅长运用创伤视角下对抑郁、焦虑以及亲子关系不良的心理治疗，以及精神科常见疾病的诊治，尤其在焦虑障碍、应急相关的及躯体形式障碍，心境障碍，青少年情绪障碍，物质滥用相关障碍的诊治，擅长认知心理治疗、创伤心理治疗、焦点解决短期治疗等心理治疗技术

- 曾获黄浦区优秀团员，九三学社杨浦区委先进个人，杨浦区二三级医生下社区优秀个人

不容忽视之"双相障碍"

双相障碍也称双相情感障碍,临床上一般既有躁狂或者轻躁狂的发作,又有抑郁发作。如果说正常的情绪是一条直线,那么当一个人的情绪高于正常,超过了一定的范围的时候,就是躁狂的发作;相反,低于正常情绪,就是抑郁发作。

临床上有很多患者,是以抑郁症状来就诊的,对他们来说,抑郁状态让他们感觉非常痛苦,但当问他们是否存在一些躁狂症状的时候,一部分家属以及患者都不认为这是一种病态的反应,尤其是一种轻躁狂的状态,表现为情绪非常好,反应敏捷,不觉得疲劳,做事有精神,对工作和生活的影响相对比较小。但双相障碍的治疗与抑郁症治疗是完全不同,所以大家应了解双相障碍这个疾病[1]。

一、双相障碍的患病率是多少?

西方发达国家 20 世纪 70~80 年代的流行病学调查显示,双相障碍的终生患病率为 3.0%~3.4%,90 年代上升至 5.5%~7.8%[2]。我国目前双相障碍的流行病学问题还缺乏系统的调查。从现有资料来看,我国不同地区双相障碍流行病学调查得到的患病率悬殊,虽然可能与经济和社会状况有关,但更主要的原因可能还是流行病学调查方法学方面存在差别。

二、哪些情况易患双相障碍?

双相障碍发病危险因素有:

1. 年龄。主要发病于成人早期。一般而言,双相障碍的发病年龄早于抑郁障碍。我们将双相障碍分两型,双相 I 型的平均发病年龄为

---

[1] 江开达. 双相障碍[M]. 人民卫生出版社, 2012.

[2] Liebowitz M R , Stallone F , Dunner D L , et al. Personality features of patients with primary affective disorder[J]. Acta Psychiatrica Scandinavica, 2010, 60(2):214-224.

18 岁，双相 II 型的平均发病年龄为 22 岁。

2．性别。无明显差异。

3．季节。部分双相障碍患者的发病形式可具有季节性变化特征。

4．经济社会状况。缺乏明显的关系。

5．婚姻及家庭因素。与普通人群相比，双相障碍在离婚或独居者中更常见，双相障碍患者离婚率比普通人群高 3 倍以上。

6．人格特征。有学者提出，具有环型性格、情感旺盛型人格特征（明显外向性格、精力充沛、睡眠需要减少）者易患双相障碍。

7．物质滥用。据 2007 年美国共病再调查报道，双相障碍与物质滥用障碍共病率约 42.3%。

三、双相障碍的发病年龄一般是多少？

主要发病于成人早期。双相 I 型，有多次躁狂发作或混合发作，也有抑郁发作。双相 II 型是有多次抑郁发作，有轻躁狂发作，但无躁狂发作。

中国双相障碍患者诊断评估服务调查中发病年龄为：双相 I 型为 28 岁，双相 II 型为 29 岁，明显早于抑郁症（35 岁）。也有研究表明，双相 I 型的平均发病年龄为 18 岁，双相 II 型的平均发病年龄为 22 岁。纵观数据表明大多数初发病年龄为 20~30 岁，25 岁以前多见。而且有家族早发现象，就是说一代比一代发病更年轻，症状更严重。

四、现在双相障碍的患者有多少呢？

国外西方发达国家，20 世纪 70~80 年代的一个流行病学调查显示，患病率 3%~3.4%，90 年代就上升到 5.5%~7.8%。我国 1982 年 12 个地区的调查患病率为 0.042%；香港 1993 年的调查结果是男性 1.5%，女性为 1.6%。这种差异跟经济社会状况可能有一定的关系，但是更多的是流行病学的调查方法不同所致[1]。

---

[1] Liebowitz M R , Stallone F , Dunner D L , et al. Personality features of patients with primary affective disorder[J]. Acta Psychiatrica Scandinavica, 2010, 60(2):214-224.

五、压力和情绪有什么关系呢?

面对压力的时候,每个人处理的方式是不一样的,有些可能对自己有更高的要求与目标,想尽办法去达成期待的目标;有些就是安于现状,顺其自然……因此也并不是所有的人,会爆发与灭亡。这与他的性格、生活环境、认知等均有一定的关系。

六、双相障碍会遗传吗?

双相障碍具有明显的家族聚集性,遗传度高达 85%,其遗传方式属多基因遗传。有研究表明,中、重度双相障碍在人群中的患病率为 1%~2%,而轻度双相障碍亲属患病的概率高出一般人群 10~30 倍,并且血缘关系越近发病风险越高,同时有早发遗传现象。

七、双相障碍有哪些不典型的症状呢?

1. 焦虑的症状。比如说他觉得紧张,担心、害怕,然后觉得很担忧,没发生的事情他也觉得要发生了,整天忧心忡忡,坐立不安。有时候焦虑掩盖了他的一些抑郁的症状。

2. 疲劳感。感觉精力减退了,经过休息和睡眠无法改善。

3. 食欲、体重和睡眠。抑郁表现为食欲减退、体重下降、入睡困难,典型的是早醒,但也可以表现为食欲增加,睡眠过多,这些都是不典型的症状[1]。

八、躁狂的早期表现是什么?

轻躁狂的状态表现出来跟躁狂是差不多的,但是它对工作、生活的影响是比较小的,持续时间也比较短,不易被他人识别。但是躁狂的话,除了情绪激动,还可以表现为情感的高涨、情绪的亢奋。还要符合其他的各种表现[2]。

---

[1] 江开达. 双相障碍[M]. 人民卫生出版社, 2012.

[2] 黄悦琦, 洪武, 邱美慧,等. 中国双相情感障碍不同躁狂发作亚型危险因素的现况调查[J]. 中国心理卫生杂志, 2015, 29(012):927-932.

九、如果一个人出现抑郁症状，哪些情况需考虑双相障碍的可能呢？

首次出现抑郁或以抑郁症状就诊时，以下情况需考虑双相障碍可能，并需要在临床上加强随访观察。

1．发病年龄早。

2．抑郁发作频率多。

3．精神运动迟滞、睡眠多，焦虑激越、躯体主诉、体重减轻少。

4．有心境障碍家族史、尤其是双相障碍家族史，双相障碍的可能性也较大。

十、双相障碍如何诊断？

根据 ICD-10 诊断标准：反复（至少两次）出现心境和活动水平明显紊乱的发作，紊乱有时表现为心境高涨、精力和活动增加，有时表现为心境低落、精力减退和活动减少。

躁狂发作的诊断标准：心境高涨及易激惹，并有四条：活动增加、言语增多、意念飘忽或思维奔逸、注意力不集中或随境转移、自我评价过高或夸大、睡眠需要减少、鲁莽行为、性欲亢进。至少持续一周。

抑郁发作的诊断标准：核心症状（3 条）为心境低落，兴趣和愉快感丧失，导致劳累增加和活动减少的精力降低。附加症状（7 条）为注意力降低，自我评价和自信降低，自罪观念和无价值感，认为前途黯淡悲观，自伤或自杀的观念或行为，睡眠障碍，食欲下降[1]。

十一、如何发现双相情感障碍的前期症状？

如果发生情绪低落或高涨，言语动作增加或减少，意志行为增强或减退，达到了一定的时间，抑郁达两周，躁狂达一周，对生活、工作造成不同程度的影响，整体的状态与原来的状态完全不同，应考虑寻求治疗。

---

[1] 中华医学会精神医学分会双相障碍协作组. 双相障碍伴混合特征临床诊治指导建议[J]. 中华精神科杂志, 2018(2):83-89.

十二、双相障碍能治疗吗？有哪些治疗方法？

双相障碍能治疗，其治疗目标为：

1. 提高临床治愈率和显效率，最大限度减少病残率和自杀率，关键在于彻底消除临床症状。

2. 提高生存质量，恢复社会功能。

3. 预防复发。

双相障碍的治疗方法包括：药物治疗、物理治疗、心理治疗和危机干预等措施综合运用。

十三、双相障碍的治疗疗程如何？

1. 急性期。6~8 周。

2. 巩固期。抑郁 4~6 个月，躁狂或混合 2~3 个月。

3. 维持期。尚无定论。多次发作者，考虑 2~3 年。

十四、双相障碍的预后如何？

双相障碍患者一般预后良好，若职业状况不良，有酒精依赖史、有精神病性症状、有抑郁症状、发作间歇期有抑郁特征则预后不良。

十五、如何预防复发，如何开展家庭管理？

（一）影响复发的因素

1. 维持治疗的抗抑郁药剂量及时间不足。

2. 生活事件和应激。

3. 社会适应不良。

4. 慢性躯体疾病。

5. 缺乏社会和家庭的支持。

6. 阳性心境障碍家族史。

（二）家庭管理

1. 维持用药。

2．病情观察。

3．心理支持。

4．生活照顾。

本篇作者简介

袁杰

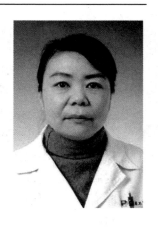

- 上海市浦东新区精神卫生中心暨同济大学附属精神卫生中心（筹）一病区主任
- 精神科副主任医师
- 上海市浦东新区卫计委优秀人才培养对象
- 上海市浦东新区医学会精神医学专委会委员
- 济宁医学院、同济大学附属东方医院精神医学教研室兼职教师
- 临床工作20余年，有丰富的临床经验，擅长抑郁症、双相障碍等心境障碍疾病诊治，主持区科经委及浦东新区卫健委课题各一项，核心期刊发表论文近10篇

你的焦虑正常吗

现代人都生活在一个压力重重的时代,焦虑一词开始越来越频繁地出现在我们的生活中。了解焦虑,区别什么是病理性的焦虑障碍就显得尤为必要了。

一、什么是焦虑障碍?

在解释焦虑障碍之前,我们首先需要了解什么是正常的恐惧和焦虑。恐惧是对已知的、外在的、明确的威胁的一种回应,而焦虑是一种弥漫性、不愉快、模糊的紧张感,是对未知的、内在的、模糊的威胁的回应。每个人都经历过恐惧和焦虑,恐惧、焦虑都是一种警示信号,是必要的自我保护本能,比如在面对恐惧刺激时,人们通过交感神经系统和肾上腺皮质系统,使瞳孔扩大,获取更多光线,皮肤血管收缩从而向主要肌肉群输送更多血液,这些措施都有利于机体应对即将到来的危险[1]。

如果个体在没有应激源,也就是说没有现实危险、困境等情况下出现恐惧和焦虑,或者虽然有客观应激源,但是个体焦虑恐惧反应过度、持续时间过长,影响了个体正常的社会功能,这就是病理性焦虑。以这些病理性焦虑症状为主要临床表现的一组精神障碍,我们称之为"焦虑障碍"。

二、焦虑障碍通常有什么表现?

焦虑障碍是一组精神障碍,包含多个疾病,它们有各自特征性症状,但同时又具有许多共同特点:

1. 起病常与心理社会因素有关。
2. 病前多有一定的易感素质和人格基础。

---

[1] Maier W , M Gänsicke, Freyberger H J , et al. Generalized anxiety disorder (ICD-10) in primary care from a cross-cultural perspective: a valid diagnostic entity?[J]. Acta Psychiatr Scand, 2015, 101(1):29-36.

3．常见临床症状有以下几个方面。

（1）生理方面：警觉度升高，交感神经系统（自主神经系统）功能亢进，内脏器官功能失调等；

（2）心理方面：对危险的过高评价和防御反应，持续的精神紧张、不安、痛苦的情绪，注意力不集中，思维效率下降；

（3）行为方面：无目的的行为、动作增多，行为效能下降，运动性不安，难以采取实现目标指向的行为，出现为缓解焦虑的行为，如回避、退缩、寻求刺激、物质依赖等。

4．没有可以证实的器质性疾病。

5．对疾病有一定的自知力，疾病痛苦感明显，有求治要求。

6．社会功能相对完好，行为一般保存在社会规范允许的范围内。

7．病程大多持续迁延[1]。

三、焦虑障碍的发病原因是什么？

迄今为止对焦虑障碍的发病机制的研究均未能形成重大突破。有些因素被认为与焦虑障碍的发生、发展有关，但这些因素究竟如何相互作用导致疾病的发生，尚无定论。

1．遗传。通过家系和双生子研究发现，焦虑障碍的遗传度为30%~60%，比如广泛性焦虑障碍遗传度为30%~40%，场所恐惧症高达61%。遗传度指遗传因素在发病中所起的作用程度。

2．神经生物学因素。部分脑区的结构或功能异常可能与焦虑障碍有关；γ-氨基丁酸，去甲肾上腺素，多巴胺，5-HT，神经营养因子等功能异常。

3．精神应激与个性因素。研究表明，焦虑障碍患者较健康人遭受更多的应激事件，一方面可能是遭受应激事件多的个体易患焦虑障碍；另一方面则可能是患者的个性特征更易于对生活感到"不满"，对应激事件更易感，或者是其个性特征易于损害人际交往过程，而导致生活中产生更多的冲突与应激。

---

[1] 马惠霞. 焦虑障碍的特征及其认知行为治疗[J]. 中国行为医学科学, 2001.

4．心理学理论基础。

（1）精神分析的人格理论把人格分为本我、自我、超我。当本我的冲动与超我的发生冲突时，自我如果不能运用理性机制来调节它们的冲突就会引起焦虑。

（2）认知心理学强调情绪与行为的发生一定要通过认知的中介作用，也就是说一个事物会引起怎样的情绪反应，不是取决于该事物本身，而是取决于你怎么看待它。如一个人在野外遇到老虎，感到恐惧，但在动物园见到笼中的老虎，则不会害怕。认知心理学认为，由于焦虑障碍患者有特殊的个体易感素质，因此常常做出不现实的估计与认知，以致出现不合理、不恰当的反应，这种反应超过一定限度与频度，便出现疾病。

（3）人本主义心理学认为每个人与生俱来的拥有自我实现和自我完善能力，只是由于环境因素有形无形、有意无意地干扰与阻碍，才会使得这些潜力得不到合理的发挥，使个人的性格形成与认识格局出现歪曲和畸变。如当个人的自我观念与外界价值观念发生势不两立的冲突时，便会引起内心的焦虑。

四、焦虑和受教育程度、家庭等有关系吗?

社会意义的人不是单独的个体，成长过程中会受到遗传、受教育程度、家庭所采用的教育方式的影响，处理事情的方式就会有所不同。如果家庭所能提供的支持比较少，在面对困难时，个体就容易陷入困境。但如果有庞大的家族，且关系比较密切，或者朋友比较多，同事之间友好，在面临同样的困难时，所能够获得的社会资源和家庭支持比较多，那么应对困难的方式手段也会比较多，这种情况下，就不太容易产生焦虑障碍。

五、焦虑与植物神经有什么关系?

植物神经也叫自主神经，该神经不受人类意志掌控，如心跳，心跳是心脏自己在跳动的，它就是植物神经管的；呼吸，虽然我们可以在清醒状态下有意识地控制呼吸节律和深浅，但大部分时间呼吸都是自己运行的，尤其是睡眠状态下呼吸就是自主进行的；还有肠道的内分泌的调节，不由人的意志为转移，因此，我们称之为植物神经，也叫自主神经。植物神经紊乱和焦虑症都是常见的疾病。前者属于神经方面疾病，后者属于心理疾病，但有时又有联系，如果患者同时发生，可以一起治疗。

六、焦虑障碍的患病率目前呈一个上升的趋势吗？

早些年一些在中国做的流行病学调查发现，人群中所有的各类精神障碍汇总起来大概患病率是 17.5%，其中排第一的是对酒精、毒品等的依赖，而排第二名的是焦虑障碍，达到了 6% 左右，是所有的功能性的精神障碍里面的第一名，其患病率是非常高的。

七、什么样人格的人会特别容易焦虑？

流行病学的调查发现，通常来讲性格相对比较保守、比较严肃，对日常的规划要求比较严谨，做事井井有条，害怕程序被打破的人，比较容易焦虑；平常比较敏感、多愁善感人也容易焦虑。调查发现女性的发病率与男性之比是 2:1；平常比较多疑的人，受教育程度比较低，失业人群，低收入人群，通常都属于焦虑障碍比较高危的群体。

八、焦虑障碍和应激事件有关吗？

首先要了解应激事件的概念，不是强烈的天灾人祸才是应激事件，其实往往引发焦虑障碍，都是一些生活中的琐事，一些琐事纠缠在一起，这些生活事件可能对旁人来讲，未必觉得很重要，但是对患焦虑障碍患者来讲，它是有特殊含义的，他很重视这件事情。这么多的一个个生活事件纠缠在一起，就更容易导致他的焦虑障碍的产生。

九、为什么要重视焦虑障碍的防治？

焦虑障碍具有症状重、病程慢性化、社会功能损害严重、需要更多的医疗服务等特点，是医疗资源的沉重负担。由于焦虑障碍患者因各种与情绪相关性的躯体症状,反复求诊于临床各科室而成为基层医疗资源的高频率使用者。研究发现,焦虑障碍所花费的医疗费用大约是一般人口的 9 倍。他们在获得正确诊断前,已经进行了许多不必要的检查和治疗,造成了巨大的医疗资源浪费。焦虑障碍知识的普及,不仅要针对普通人群,对于非精神科的医务工作者也同样重要,可以帮助综合医院的医生早期识别患者究竟是躯体疾病,还是精神心理问题。

十、什么样的应激事件容易引发焦虑障碍?

我们把一些会引发焦虑障碍的生活事件称为应激性事件,它们往往有以下四个特点:

1. 应激事件的强度往往不十分强烈,但是多个事件反复发生,持续事件很长,虽然灾难性强烈应激事件也可引起焦虑障碍,但更多的是那些使人牵肠挂肚的日常琐事。

2. 应激事件往往对患者具有某种独特的意义。这些事件在健康人看来也许微不足道,但对于某些焦虑障碍患者来说可能是特别敏感的。即重要的不是事件本身,而是是否造成个体的内心冲突。

3. 患者对应激事件引起的心理困境或冲突往往有一定的认识,也知道应该怎样去适应以消除这些事件对心理的影响,但往往不能将理念化解为行动,将自己从困境和矛盾的冲突中解脱出来,以致应激持续存在,最终超过个体的应对能力或社会支持能提供的保护水平而导致发病。

4. 患者的精神应激事件不仅源于外界,更多源于患者内在的心理欲求。因为焦虑障碍患者往往是理性的、道德的、传统的,常常忽略和压抑自己的需求以适应环境,但又对他人和自己的作为不满,总是生活在遗憾和内心冲突之中。

十一、哪些人容易患焦虑障碍?

1. 有焦虑障碍家族史。

2. 有儿童期或青春期焦虑障碍病史,严重害羞、早年的不良教育方式。

3. 经历应激性生活事件或创伤事件，包括受虐。

4. 女性，未婚，离异、丧偶，教育程度低，失业，低收入人群等。

5. 共病精神障碍，尤其是抑郁症人群[1]。

也有学者认为，个性古板、严肃、多愁善感、焦虑、悲观、保守、敏感、孤僻的人易患焦虑障碍。

十二、不同类型焦虑障碍各自有什么特点？

1. 广泛性焦虑障碍。广泛性焦虑障碍是以持续、全面的、过度的焦虑感为特征，这种焦虑与周围任何特定的情境没有关系，患者常常有不明原因的或者是完全不必要的提心吊胆、紧张不安、显著的植物神经功能紊乱、肌肉紧张和运动性不安，持续至少 6 个月以上。比如家人出门买菜，患者会胡思乱想，担心家人出门会不会被车撞了、会不会发生意外，担心到坐立不安、心慌手抖出汗。有些患者坐在家里担心房子会不会坍塌，一点点小动静就心惊肉跳。成语故事"杞人忧天"可以说是广泛性焦虑障碍的生动描述。

2. 惊恐发作。惊恐发作是一类急性严重焦虑发作。主要特点是突然发作、不可预测、反复出现、强烈的惊恐体验，一般历时 5~20 分钟，伴濒死感或失控感，患者常体验到濒临灾难性结局的害怕和恐惧，并伴有自主神经功能失调的症状，比如心悸、气急、头晕、手足麻木、胸部压紧或疼痛感、窒息、晕厥出汗、震颤或颤动、潮热或寒战、不真实感、视物模糊、害怕死亡、害怕失去控制或发疯等。患者至少有一次惊恐发作之后 1 个月内出现：①持续担心再次发作；②担心发作的后果和可能的不良影响；③回避可能诱发惊恐发作的场所或情境。

常常需要与一些躯体疾病进行鉴别，比如急性心脏病（心绞痛、心肌梗死等）、甲亢、癫痫、低血糖等。

3. 恐惧症。

（1）广场恐惧症：患者表现为对特定场所或情境的恐惧，比如公

---

[1] 肖世富. 老年抑郁症和焦虑障碍共病患者的临床特征[J]. 中国心理卫生杂志, 2006, 20(03):166-169.

共交通工具、拥挤的公共场所、广场、山谷等空旷地方等，患者害怕处于这些自己认为难以逃离、无法获得帮助的环境中，因而会回避这些环境，严重的甚至可能完全不能出家门。

（2）社交恐惧症：患者明显而持久地害怕社交性情境或可能诱发使人尴尬的社交行为和活动。患者显著而持续地担心在人前可能出丑或难堪，担心别人嘲笑、负面评价自己。在别人有意或无意注视下，患者更加拘束、紧张不安，因而竭力回避各种社交场合，明显影响了个人的生活、职业和社会功能。

（3）特定恐惧症：患者对特定的物体、情境或活动恐惧或回避。比如自然环境（如高处、打雷、黑暗），社会环境（如密闭空间），动物（如昆虫）等。尽管患者愿意承认这些对象没什么可怕，但并不能减少对他们的恐惧。

4. 分离焦虑障碍。分离焦虑障碍一般起病于童年早期阶段，是指个体离开熟悉的环境或依恋对象时，出现与年龄不适当的、过度的、损害行为能力的害怕或焦虑。比如过分担心亲人的健康或自己发生意外，不愿意或拒绝单独外出，极度害怕独处。

十三、普通人如何识别自己是普通焦虑还是焦虑障碍？

1. 最基本的方法是评估焦虑或恐惧情绪的出现是否存在客观的刺激，程度或持续时间与刺激的强度是否一致，是否影响了自己的社会功能。如果没有客观刺激出现焦虑恐惧，或者即使有客观刺激，但其引起的焦虑恐惧过分强烈，影响了人们的正常生活，那这种焦虑恐惧可能就是病理性表现。

2. 也可以借助一些焦虑障碍评估量表进行测评，比如医生可借助医院焦虑抑郁量表（HDAS）评估患者是否伴发焦虑障碍，普通人可以用焦虑自评量表（SAS）进行自我测评，这些量表在网络上都可以获取到。当然量表只是辅助判断工具，不能依据量表进行诊断，如果出现异常焦虑或恐惧症状，还是需要及时就医。

3. 还需要强调一点，出现异常的焦虑或恐惧，尤其是躯体症状明显时（比如胸闷、眩晕、气促等），还是应首先应排除躯体疾病的可能，只有明确排除了躯体疾病因素后才可以做出精神心理诊断，以免耽误躯体疾病治疗。

十四、儿童是不是也会焦虑呢？

儿童出现焦虑不仅仅是压力大，这一年龄段本身就有一个很典型的焦虑障碍，叫分离型焦虑障碍。就是害怕和照顾自己的最亲密的人分开。儿童一方面害怕自己出意外，比如担心被拐卖了，会被别人给抱走了，而和家人分离；另一方面担心自己最亲密的人，比如母亲，出门了以后会不再回来。他会有各种各样的可怕的想象，这种分离型焦虑障碍在儿童当中也是非常常见的，这也是一种病理性表现[1]。

十五、儿童刚进幼儿园时候，也会表现出焦虑吗？

这是正常的一个情绪的表达，同最亲密的人分开，不论是孩子入幼儿园，还是大学生入学，或到异地去、到国外去，离别前对家里人的依依不舍都是正常的。但如果严重干扰了正常的行为、正常的生活，就意味着达到了障碍的程度。

十六、焦虑障碍能治疗吗？

焦虑障碍是慢性疾病，复发率高，患者社会功能明显缺损，是严重影响生活质量的疾病。要达到最佳疗效，患者需要长期治疗，尤其是严重慢性患者，比如广泛性焦虑障碍患者，治疗时间至少持续 12~24 个月，特别严重的需要更长时间甚至终身治疗。焦虑障碍治疗有药物治疗、心理治疗、药物联合心理治疗，医生会根据患者焦虑障碍的类型、病期、症状来选择相应的治疗方法。

---

[1] 苏林雁. 儿童焦虑障碍的研究进展[J]. 中国儿童保健杂志, 2006.

十七、对于高考考生来说，应该怎么缓解焦虑呢？

呼吸法是行为治疗里放松训练以及系统脱敏训练的一种治疗和练习方法，通过深呼吸来逐步放松肌肉，达到松弛神经、缓解紧张的目的。比如，在瑜伽练习结束后，瑜伽老师会让你平躺在瑜伽垫上，闭上眼睛，然后根据他的语言引导，在深吸气、深呼气中，从头部开始逐步向下放松你的每一组肌肉，这种就类似我们说的呼吸疗法。

考生在面临高考的时候，如果担心考不好，情绪很紧张、很焦虑，这个时候就不妨坐下来或者躺下来，放空自己的思维。随着深吸气、深呼气的节奏，让自己的肌肉逐步松弛，训练几分钟到十几分钟，待紧张情绪缓和下来，再进入学习应考状态。

十八、系统脱敏训练是身体情绪过敏的脱敏吗？

与生物意义上的过敏一样，心理学上的对某样事物的恐惧、焦虑可以说是一种心理上的过敏，因此医学上采用"脱敏"一词来描绘一组帮助人们缓解、消除恐惧和焦虑的治疗手段。

当人们面临一个很大的挑战，又没有能力直面困难时，可以考虑采取脱敏的方式来逐步化解。以高考为例，走入高考考场是紧张的巅峰期，会让有考试焦虑的考生特别紧张，无法应对。建议在考前几个月甚至更长时间里，把面对考试的焦虑划分为不同的等级，如想象考试要来临的紧张是最初级紧张，做模拟卷子是更高一级紧张，最终踏进考场是最高等级紧张。从缓解最初级的焦虑开始训练，闭上眼睛想象参加高考的场景，紧张感就会涌现出来，心跳加快，呼吸急促，这时可以采取放松训练法，如前面所提及的"呼吸法"，让自己放松下来。经过几天的训练，就会发现在想象高考的情景时候不再如同第一次那么紧张；这时就可以进入缓解做模拟试卷紧张的训练，并逐步递增，直到最后走进考场时候的紧张，也能够通过放松训练，让自己保持镇静，进入较好的考试状态。这就把考生对高考事件的敏感度逐步降低，这一过程就是系统性的脱敏训练。

金莹

- 精神科副主任医师
- 上海市浦东新区精神卫生中心暨同济大学附属精神卫生中心（筹）二病区主任
- 上海市浦东新区医学会精神医学专委会委员
- 从事精神科 10 年余，擅长精神科常见疾病的诊治，研究方向为精神分裂症、情感障碍诊治。承担局级以上科研项目多项，先后在国内外核心期刊上发表多篇论文

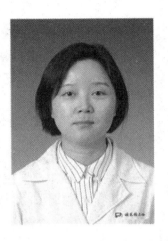

阿尔茨海默病离我们有多远

随着社会经济的发展，人类的期望寿命越来越长，一些发达国家都进入了老年社会。在上海，60岁以上的老年人口已占总人口的25%以上，阿尔茨海默病（简称AD、老年性痴呆）患病率也大大上升。

一、阿尔茨海默病是什么病？

阿尔茨海默病（AD）是一个医学专业名词，是一种疾病的名称。由来大约在120年前，德国医生Alzheimer（阿尔茨海默）首先报道了这个病例。患者老年以后脑功能逐渐退化，一开始以前的人不认识，会做的事不会做了，慢慢退缩，严重到丧失语言表达能力，Alzheimer医生记录了这个病例。大概在100年前，该疾病写入精神科的教科书，并由发现并报道该疾病的医生的名字命名的。

二、阿尔茨海默病早期的表现有哪些？

阿尔茨海默病一般分类为早期、中期和晚期。早期的特征就是一个缓慢、隐匿起病，早期记忆受损为主，近事记忆受损，很容易忘事，丢三落四，总是忘记带这忘记带那。还有一个特征是学习新知识的能力下降或者丧失。比较特征性的症状可能出现在早中期或者中期，比如外出找不到回家的路了[1]。

三、为什么有些阿尔茨海默病会抑郁或狂躁？

阿尔茨海默病同一些特定疾病有关，与生活方式、生活习惯也有关系。比如精神紧张、抑郁，也是阿尔茨海默病的危险因素。在流行病学病因研究方面，有一个专业的名词叫影响因素。它分危险因素和保护因

---

[1] DeCarli, Charles. Alzheimer Disease and Associated Disorders[J]. Alzheimer Disease & Associated Disorders, 2018, 21(4):269-270.

素。抑郁、精神紧张，不良的生活习惯，如饮酒、抽烟以及长期的失眠等等，都会引起该疾病的发生。

四、轻度认知障碍是否能够预防？

现代生活水平下，一般 60 岁身体机能还处于良好的状态，但是对于不同年龄段的人群，我们也可以提前做一些预防的措施。从循证医学指南的角度出发，提出了针对不同年龄段人群的预防措施。医学上还有一个名词叫轻度认知功能障碍，可以早期从 55 岁、50 岁可以预防了。患糖尿病、高血压、冠心病以及吸烟、酗酒等不良的生活习惯，可以早期干预、预防。如 65 岁以上老年人不要太瘦，中青年不要太胖。因为肥胖以后，高血脂、糖尿病、高血压的这些疾病就伴随而来。

五、以后会不会研究出新的神经元，帮助阿尔茨海默病患者从根本上摆脱疾病呢？

对神经细胞病理生理学研究发现，脑细胞死亡是不可逆的，也就是差不多十几岁或接近成年的时候，也即脑部的发育，脑神经系统发育成熟以后，脑细胞的数量达到最高值，之后是不断减少。神经细胞的再生迄今没有依据。

对阿尔茨海默病的病理学的研究，电子显微镜下有三个特征，一个是老年斑，一个是神经纤维的缠结，还有一个是神经元的缺失。老年斑其实通俗地说，像老年人手上、脸上褐色斑点，这是我们比较常见的老年斑。在我们的大脑的皮层或者是皮层下也发现这样一种病理性的变化，老年斑不同于其他正常的脑组织，它的核心叫做贝塔淀粉样蛋白，周围附着了一些蛋白和脑细胞的碎片，其实是一种病理灶，这是阿尔茨海默病一个特征性的变化。神经元的缺失，即神经细胞坏死以后的缺失，这个是不可逆的，这也是老年痴呆症不能逆转的主要的一个原因，上面提及的脑部斑块也是不能够消除的。

我们目前的治疗中，对阿尔茨海默病争取一些辅助治疗，如扩张脑血管，增加脑血流供应，营养脑细胞，以减少这些脑细胞的衰老死亡，但是要去逆转它，让已经死亡的细胞再复活或者是增加新的脑细胞，现在还没有技术手段[1]。

六、什么是 19 个预防阿尔茨海默病建议？

1. 针对 65 岁以上人群的 I 级推荐建议：

（1）保持体重指数在一定范围内，不宜太瘦。

（2）多从事认知活动，如阅读、下棋等刺激性脑力活动。

（3）保持健康的生活方式，避免罹患糖尿病。对于糖尿病患者应密切监测其认知功能减退情况。

（4）保护头部，避免外伤。

（5）保持健康的生活方式，避免罹患高血压。

（6）避免直立性低血压发生，对于直立性低血压患者，应密切监测其认知功能状态。

（7）保持良好的心理健康状态，对于已有抑郁症状的患者，应密切监测其认知功能状态。

（8）放松心情，平时避免过度紧张。

（9）早年应尽可能多地接受教育。

（10）定期检测血同型半胱氨酸水平，对于高同型半胱氨酸血症患者应用复合维生素 B 和/或叶酸治疗，同时密切监测其认知功能状态（该项干预措施结论与其他研究结果一致，目前降同型半胱氨酸治疗被认为是最有希望的 AD 预防措施）。

2. 9 个影响因素/干预措施具体有：

（1）65 岁以下人群应减轻体重，BMI（BMI=体重（千克）÷身高（米）^{2}）保持在 18.5~24.9 范围内最佳。

（2）65 岁以上人群应警惕体重减轻，若 BMI 出现下降趋势，应密切监测其认知功能状态。

（3）坚持定期体育锻炼。

---

[1] 楚世峰，张均田. 神经元,突触丢失与老年痴呆[C]// 2011 全国老年痴呆与衰老相关疾病学术会议第三届山东省神经内科医师(学术)论坛论文汇编. 2011.

（4）不要吸烟，同时也要避免接触环境中的烟草烟雾。对于吸烟人群应尽快采取各种方式戒烟。

（5）保证充足良好的睡眠，出现睡眠障碍时要及时诊治。

（6）保持健康的生活方式、合理用药，避免罹患脑血管疾病，对于脑卒中患者，尤其是脑微出血患者，应密切监测其认知功能改变，并采取有效的预防措施保护其认知功能。

（7）保持健康强壮的体魄，对于越来越虚弱的人群，应密切监测其认知功能状态。

（8）维持心血管系统良好状态，对于房颤患者应用药物治疗。

（9）饮食摄入或额外补充维生素 C。

以上这些建议近 2/3 与心血管病危险因素和生活方式密切相关，可见保持良好的心脑血管状态和健康的生活方式对预防 AD 的重要性。

七、不同人群、年龄段的预防措施有哪些？

对于中青年（35~65 岁）人群，为预防 AD，应避免的危险因素有肥胖、吸烟、睡眠障碍、糖尿病、脑血管疾病（脑微出血、颈总动脉内膜增厚、脑卒中等）、高血压、抑郁、精神紧张。应实现的保护因素有体育锻炼、减轻体重、维生素 C 摄入、健康的生活方式。

对于老年（>65 岁）人群，为预防 AD，应避免的危险因素有体重减轻、吸烟、睡眠障碍、糖尿病、脑血管疾病（脑微出血、颈总动脉内膜增厚、卒中等）、头部外伤、体弱、直立性低血压、抑郁、心房颤动、高同型半胱氨酸血症。应实现的保护因素有维持体重指数、不要太瘦、体育锻炼、认知活动、维生素 C 摄入、健康的生活方式。

八、阿尔茨海默病有遗传吗，痴呆高风险的人群有哪些？

约 5%的阿尔茨海默病患者有明确的家族史，患者一级亲属中 AD 的发病率是一般人群的 4~5 倍。近年早发型 AD 家族性常染色体的显性遗传的致病基因在 21 号、1 号、14 号常染色体上被发现。

具有痴呆高风险的人群如 AOPEε4 携带者、多基因评分较高者、有痴呆家族史者、淀粉样蛋白阳性者，尽快建立全方位和个体化的最优 AD 预防策略。一些不良生活方式也会增加 AD 的患病风险，突出的是饮酒、吸烟、缺乏锻炼、睡眠不足，这些不良生活方式应该尽快改变。

九、阿尔茨海默病与哪些疾病有关?

目前的研究证实，与阿尔茨海默病关系最大的疾病为：糖尿病、脑血管疾病、头部外伤、体弱、高血压、抑郁、房颤和精神紧张等。

糖尿病：保持健康的生活方式，避免患有糖尿病。对于糖尿病患者需要及时监测血糖水平，密切观察认知功能减退情况。

脑血管疾病：保持健康的生活方式、合理用药，维持脑血管良好状态，避免患有动脉粥样硬化、脑缺血等脑血管疾病。对于脑卒中患者，尤其是脑出血患者，应密切观察其认知功能改变，采取积极有效措施保护认知功能。

营养缺乏性脑病：硫胺缺乏性脑病、糙皮病、维生素 B_{12} 和叶酸缺乏。

头部外伤：保护头部，避免外伤。

体弱患者：晚年保持良好的健康强壮体魄，营养维持平衡。

高血压：积极控制高血压，维持血压稳定。

抑郁症：积极早期治疗抑郁症。

房颤：积极控制、维持心血管系统良好状态。

精神紧张：放松心情、心理保健、老年人应保持良好的健康心理状态。

十、阿尔茨海默病有哪些病理特征?

目前比较明确的病理是，患者的脑重量较正常大脑轻。

脑 CT 检查呈弥漫性脑萎缩、脑回变窄、脑沟增宽，颞、顶、前额叶萎缩，第三脑室和侧脑室异常扩大，海马萎缩。镜下改变以老年斑、神经纤维缠结、神经元缺失为特征。

十一、阿尔茨海默病社区预防策略有哪些?

1. 预防的概念:

一级预防(病因预防)。

二级预防(早发现、早诊断、早治疗)。

三级预防(预防衰退、康复)。

2. 一级预防措施:

(1)普及 MCI(轻度认知功能障碍)和 AD 防治知识,如采用社区板报、宣传栏、专题讲座、科普教育、知识读本等方式。

(2)利用新闻媒体、网络资源宣传品,提高 MCI 和 AD 防治知晓率。

(3)提高对 MCI 和 AD 知识的公众关注率,使老年人主动获取知识和增加自我保健的行为。

3. 二级预防:社区筛查/诊断。

高危人群评估、疑似病例的转诊和确诊。

4. 三级预防:

控制疾病发展,延缓痴呆进展,控制精神症状、减少伤亡率[1]。

十二、阿尔茨海默病的临床表现有哪些?

阿尔茨海默病通常起病隐匿,主要表现为持续性的、不可逆的智能衰退。早期以近事记忆受损为主,因社会功能影响不明显,记忆障碍容易被忽略。

在疾病中期,患者认知障碍加重,表现为运用新知识和社交能力下降,严重者出现定向力障碍,一般先出现时间定向力障碍,就是经常时间搞错,上午下午不分,后出现空间定向力障碍,所以会出现外出后不认识回家路,容易发生走失。这个时期,已经需要家属监护。同时,会出现言语功能障碍,如言语不畅、理解及复述能力差,与家属的沟通能力明显下降。再发展,会出现失用,如日常生活能力下降,烧饭、洗澡、

---

[1] 吴浩, 蔺慧芳. 老年痴呆的社区防治与护理[M]. 人民军医出版社, 2011.

外出等不能进行，这个时候患者有明显的受挫感，容易发生情绪激动、情绪不稳定、抑郁。

疾病晚期，患者记忆、常识、判断能力全面下降，生活自理能力、社会功能极差，生活大部分或者完全需要别人料理。部分患者会出现精神症状，主要为幻觉、妄想、行为混乱。幻觉以幻视为常见，经常会说看到奇怪的东西、看到以往过世的人等。妄想以被窃妄想、嫉妒妄想为常见，怀疑家中物品、钱财被偷窃，怀疑老伴和他人有关系等等。妄想内容脱离现实、无法说服、深信不疑。较多患者会出现整夜不睡、日夜颠倒，叫喊吵闹、行为紊乱等异常状况。

十三、阿尔茨海默病如何诊断?

AD病因未明，诊断首先应根据临床表现、神经功能认知障碍的判断，然后对病史、病程的特点、体格检查以及神经系统检查、神经心理测试与辅助检查的资料进行综合分析，排除其他原因引起的神经认知障碍才能做出诊断。

十四、阿尔茨海默病的治疗有哪些方法?

目前尚无法逆转阿尔茨海默病的病情进展，但早期在对症治疗策略基础上对病因的干预治疗，可延缓患者的病情进展。

1. 心理社会治疗。鼓励患者尽可能地参加各种社会活动，处理自己的日常生活，提供职业治疗、音乐治疗、社会活动等，以延缓衰退速度。调整环境，防止摔伤、自伤、外出不归等意外发生，良好的家庭护理能延长患者的生命及改善生活质量。

2. 一般辅助治疗。主要是扩张血管、改善脑血液供应、神经营养和抗氧化辅助用药。

3. 抗痴呆治疗。主要包括胆碱酯酶抑制剂、N 甲基 D 天冬氨酸受体拮抗剂。胆碱酯酶抑制剂治疗轻中度 AD 患者，可以改善患者的认知功能、改善生活质量，对部分早期精神行为症状也有效。此类药物包括多奈哌齐、加兰他敏、石杉碱甲等。N 甲基 D 天冬氨酸受体拮抗剂，主要为美金刚，推荐用于中、重度 AD 的治疗。

4. 抗精神病药物。在使用促认知药物后精神症状无改善、或者患者出现严重的精神症状时，可以使用抗精神病药物控制精神症状、行为紊乱。老年患者的用药原则是低剂量开始、缓慢加量，增量时间间隔增加，尽量使用最低有效剂量，治疗应遵循个体化原则，注意药物间的相互作用等。

本篇作者简介

傅伟忠

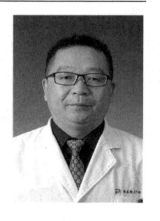

- 上海市浦东新区精神卫生中心暨同济大学附属精神卫生中心（筹）
- 精神科副主任医师
- 心理治疗师
- 长期从事精神科临床及社区预防，熟悉精神分裂症、偏执性精神障碍等常见疾病的药物治疗及长期维持治疗，对抑郁、强迫、焦虑、惊恐障碍等神经症类疾病有丰富的治疗经验
- 曾获 2014 年上海市十佳公共卫生医师提名奖

如何面对婚姻危机

　　婚姻关系几乎是人类关系中最复杂的人际关系。婚姻中，除了夫妻的身份，它还包含了类似亲人、朋友，甚至父母、兄妹、姐弟这样的关系，还可能呈现出依赖、支配、权利、服从、迎合、情欲、施虐受虐、敌我等成分，可以说是五花八门。所以我们更关注的是一种两人世界的关系状态，以及这种状态所隐藏的背后的意义。

　　心理学不会只去探讨婚姻中某一方的问题，因为婚姻是由两个人组成的关系，看似绝对无辜的一方，也可能在夫妻矛盾关系中扮演了隐藏杀手的角色。所以当我们慢慢理解婚姻中所展现出来的那张纠缠的网时，也就会找到融洽的处理方式，从而释怀，阴云消散。

一、婚后交流越来越少怎么办？

　　在经历了相识、恋爱、婚姻的过程中，夫妻双方首先是身心交融，相互融合，彼此之间变得极为单纯幼稚、无话不谈，彼此探询对方最为隐秘的部分；双方的内心有时会重返童年时代，无意识地把彼此当成自己的某个亲人，任性依赖、撒泼打诨、随心所欲，甚至做一些与年龄不符的事情。心理学上我们称之为退行，也是特定环境下的人格边界瓦解，这些都是正常的心理反应。一般来说，正常的成熟男性再现这些依恋情结的时间会短一些，重归人格完整、回到现实的时间也更快一些，也就是爱情婚姻中常见的"依恋—分离—稳定"的过程。

　　我们经常能听到女方抱怨婚后没几年两人就没什么可以交流的了，这是女方的身心还没有从彼此的依恋中解脱，需要男方给予一些亲密支持，来帮助她慢慢适应现实的生活，男方不能仅仅以"我不善于表达"这样的借口来逃避婚姻中情感表达的责任。其实从妻子的抱怨中，我们能够感受到扑面而来的依恋之情，也是一种爱意的表达。对于各自忙于工作的夫妻，保持依恋的张力也是一种防御力量，可以稳定夫妻关系，使对方免于红尘烦扰。同时，也应该感激对方，是对方激发了你内心的情感火花，让你感受到爱的体验，并且教会你如何去爱。

当然生活中也的确有不善于表达的人，让你感觉拳头打在了棉花上，这会让对方变得抓狂。这时我们需要去思考一下，你需要交流多少，对方需要交流多少，交流的信息量是否与其匹配，你交流的内容对方是否感兴趣，对方为什么不想交流等等。事实上，交流的方式有很多种，真正的交流不一定是语言层面的，而诸如表情神态、姿势动作、体贴关注等，倒杯水、削个苹果，都是交流。有些人只相信耳朵，其实对方一直说话，只不过用的是行为动作，而不是用嘴罢了。

不想说话也是一种交流，是一个信息表达，表明对方不想谈及此事，或者对方对目前的生活感到不满而不愿交流。如果你没有读懂，一味逼着对方说，结果就可能引发战争，而一旦对方在战争中按下暂停键酣然入睡或者夺路而逃，你手中高举的大锤便无处可用，征服对方发泄情绪的意图陡然落空，那种失落更让人愤怒不已，进而导致恶性循环。

男性把事业和养家糊口内化为自我的一部分，现实中诸如房贷、车贷的紧迫的压力会使他丧失耐心，不愿听到唠叨，夫妻间的交流也会减少，毕竟浪漫也需要物质基础。当妻子不停抱怨生活乏味时，丈夫其实也在无声地抱怨对方不理解自己的辛苦，缺少现实感。婚姻中张牙舞爪的一方其实往往是弱者，闷声不响的那位也许才是主导婚姻权利分配的主角，总会用其他更隐秘的方式暗中攻击你、挫败你，以宣泄他的负能量。

比如，你如果没有处理好公婆关系或者在公众场合削弱了男人的自尊，他虽没有正面与你发生冲突，也许会在背地里给你使绊子，变得拖延、邋遢、不表态、不配合，甚至让你感觉冷淡，让你无所适从，甚至都不明白自己到底哪里做错了。这里面也许隐含了一个投射性认同的过程，对方把自己的负性情绪传导给你，你照单全收后激发出对婚姻的不满，四处挑衅，对方却回避，不跟你一起探究为什么，不愿对你的负性情绪负责，让你感觉无助并且承担婚姻破坏者的角色，这就使对方得以从道德的制高点达到调控你的目的。也许你变得糟糕一点，会让对方对婚姻更有安全感。所以说，婚姻很有趣，平静中暗流涌动。

二、如何摆平家务琐事的烦扰？

婚姻中没有对错，只有配合。一个懒散的丈夫一定有一个勤快的妻子。过度的关爱会把一个男人变成孩子，如果再加上无原则的纵容和迁就，还会把丈夫变成一个坏孩子。家庭琐事的分工也隐含着权利分配的问题，一是谁来制定家庭规则，二是按照谁的规则来决定生活模式。

一般来说，家庭琐事的规则由女人制定。男人对家庭环境的脏乱差有着很强的容许度，他可能会把精力投到其他事情中；女人一般对家庭整洁要求较高，任何事情都应该井井有条。整理家务就像整理心情，虽然累，但也有成就感，轻松愉悦。但如果一个人过度整洁，那可能就是一种莫名的焦虑了，需要通过清洗来涤荡这种情绪；婚姻生活中不可以没有规矩，但规矩太多的话，可能会把婚姻装在套子里而缺乏生机。什么样的人需要那么多的规则？内心缺乏安全感的人才希望自己生活在不变的世界里，严格的规则意味着一切都有秩序、可控，可控即安全。

女人把家看成是自我的一部分，是女人的面子，家庭的布局格调体现出家庭主妇的品位与心智。有趣的是，如果妻子过分整洁，丈夫就会慢慢变得邋遢。如果两人保持高度一致的整洁，那么这个家有可能变得缺乏活力。

男人对脏乱差有着天然的忍耐力，但对饥渴和性爱的忍耐力就比较小，如果要让丈夫变得勤快，首先你需要调整对脏乱差的忍受度，同时全方位地饿着他，没事出去逛街遛弯儿，看他能忍到几时。或者在家庭中划分出功能区，留给他固定的地方去脏乱差，其他地方一概不许。

三、如何面对争吵？

从心理学上讲，婚姻是相互磨合的双人舞，彼此侵入，相互适应，类似于游击战中的"敌进我退，敌退我追，敌驻我扰，敌疲我打"的过程，是一个攻防退让、打碎糅合再逐步趋于一致的适应过程。不同的婚姻，可以打磨出不同的组合特点，或是充满情趣的互补，或是充满一致的相敬如宾。前者的关系看似矛盾重重，却又在不断地争吵中层层递进，有的夫妻吵了一辈子，争吵已经是他们生活的一部分，有趣的是，吵了一辈子也没有分手，一定有什么东西维系着他们。而后者虽然没有了吵闹，有些单调无趣，但也持久。

因此争吵并不可怕。相反，它在把问题呈现出来的同时，也带来了婚姻关系进一步升华转变的契机。好脾气可能意味着一种关系逃避，带着不满和怨气把问题积攒起来，日久而爆发。一旦爆发，由于缺乏情绪处理的能力与实战经验，容易出现过度的行为，而过度行为引发自责与愧疚，继而在新的冲突中怀揣着道歉与补偿的心态继续忍让，形成恶性循环。

婚姻本身就不是一个说理的地方，不必过分关注对错，因为表达与沟通本身才是最重要的，而非求同。争吵本身是个润滑剂，目的是宣泄彼此的情绪，从而避免积少成多。

婚姻冲突有两种升级模式，一是对冲升级，你强我比你更强；二是补偿性升级，你越弱我越强。这两种冲突都容易引起家庭暴力，所以需要适当的技巧来避免危机：比如保持幽默、装傻充愣、愿赌服输、找理由开溜、故意曲解对方，始终让争吵控制在一个喜剧状态，看似争吵，实则甜蜜；另外，胜不骄败不馁，不可"宜将剩勇追穷寇"，给对方留台阶，见好就收；也可以采取掐时方式，时间一到，立刻终止；隔夜不记仇，床头吵架床尾和；不可一味忍让，否则你会悲从心起，而对方也会因为没有尽兴而趣味索然；风水轮流转，输赢在各家，不能有常胜将军；最关键的，学会倾听，少插嘴少打断，该说的说透。至于对错，交给老天，甭幻想说服对方——即便你说服他了，也不是因为你的道理，而是你说话的方式。

四、如何处理婆媳关系？

婚姻不仅是两个人的结合，也是两个不同家庭规则的碰撞，难免有擦枪走火的时候。两个家庭都有着各自的家庭规则，比如家庭亲密关系的连接方式、权利与地位分配、资源的共享方式、内在的信念与目标、家庭秘密的保持方式、成员间的界限与忠诚，以及家庭应对危机的模式等等。说白了，跟你结婚的不仅是一个人、一家人，还有一个家庭系统。家庭对新来者往往保持警惕，破坏者很难融入。当一个男人开始被岳母叫去帮厨时，那么恭喜你，你基本被接纳了。相对于女人来说，男人更容易被岳父母家接纳，除非你是上门女婿。因此，婚姻中最让人头疼的恐怕就是婆媳关系了。

首先，婆媳关系涉及权利的争夺。千年媳妇熬成婆，一旦婆婆有了这样的传统观念，势必与当代年轻人的强调自我与自由的观念发生严重冲突，这个家里到底谁说了算的问题就摆上了桌面，"战争"不可避免。

其次，是爱的争夺。对于婆婆和媳妇来说，他们共同的目标就是这个既是儿子又是丈夫的男人，婆婆含辛茹苦把儿子拉扯大，眼见儿子被别的女人抢走，当然落差极大。尤其是单亲家庭，母子关系就更复杂，除了从相依为命延伸出来的过分控制的亲情，儿子可能还在无形中扮演着其他功能，比如一个安慰者、照料者、保护者、出气筒、小丈夫的功能，或者被过度保护、总也长不大的男人，家庭关系也更纠缠。

再者，媳妇是个新人，从天而降的婆媳关系没有得以磨合，媳妇融入新的家庭又需要时间，原来在自己家庭中的处事方式难免失效。

另外，老人退休后的生活变得单调孤寂，无所事事，就容易越界插手新婚家庭，造成冲突不断，尤其是有了孩子之后更是如此。

婆媳问题从来都不是两个女人之间的问题。主导婆媳之间"战争"走向的关键在于丈夫如何妥善应对，如果丈夫忽略自己的角色和所应当承担的责任，采取回避或无效的方式，那么婆媳关系势必出现问题。如果偏向婆婆，作为家庭新人的妻子就会被激发出不安全感，继而对婚姻也开始抱有怀疑的态度，变得更为敏感和抱怨；如果偏向媳妇，婆婆则会伤心欲绝，愈发痛恨这个新来的女人，引发恶性循环。所以，如果一个男人向你抱怨婆媳"战争"的烦恼，那可能恰恰就是这个男人出了问题。

那么如何处理婆媳关系呢？有以下几个建议供参考。

第一，要对岳父母好。要经常想着给女方家长买点礼物，做些家务之类的，比如衣物、按摩椅、泡脚盆、痒痒挠之类的物件，时时挂念着岳父母的健康，那么女方就会将心比心，就会投桃报李。

第二，要学会善意的谎言，在母亲和妻子之间说对方的好话。比如自己成长过程中母亲的不易或者婚后妻子对自己的支持等等。千万不要在父母面前抱怨妻子，或者在妻子面前抱怨父母，因为婆媳彼此的印象受儿子或丈夫表达的影响非常大。

第三，抓住回家看望老人的时机，主动引导老人讲讲过去，因为这是老人们喜欢的话题，从而让妻子逐步了解自己的家庭。此时此刻，没有冲突，只有回忆与温暖的家庭氛围，同样的方法也适用于岳父母。

第四，逐步设立大家小家的界限。先通过一些小事、琐事向双方父母不断暗示自己已经成立了小家庭，出于尊重，需要跟对方商量等等，以这样的方式让双方父母慢慢接受你们小夫妻的生活规则,然后可以逐步拒绝双方父母过度包办横加插手的照顾方式。

第五,夫妻双方尽量不在对方父母前发生争执。如果争执不可避免,也要在对方父母面前给足配偶面子,主动撤退。因为你此刻所反对的,不是自己的配偶,而是对方整个家庭;尤其是当对方父母跟你们生活在一起时,那么你们的争吵在老人听起来就是逐客令。

第六,如果有条件,尽量避免与公婆居住在一起,拉开生活空间,彼此都相安无事,简单有效。

五、遇到了七年之痒该如何?

当婚姻从激情逐渐走向平静时,也是彼此形象坠入凡间的过程。两个不同原生家庭走来的人,建立了一个新家,同时新的家庭规则也趋向稳定。另外,在婚姻关系的潜在竞争中,一方对另一方的改造也暂时告一段落,爱的潮水消退,亲情萌生。缺乏了斗争的婚姻,双方都会感到百无聊赖。此时,现实生活的压力也会扑面而来,让双方忙于应对,彼此的互动减少。毕竟女人是浪漫的,不甘于这种情感状态,会多一些抱怨,而男人也常会以劳累作挡箭牌。此时婚姻容易出现空档期,滋生各种问题,双方都需要做出努力来保持婚姻的张力。

比如在重大节日,包括结婚纪念日以及双方的生日,搞一些活动,固定的仪式可以使双方抚今追昔,时刻感激对方给了自己一个家;比如一个稍晚回家的电话,一个少喝点酒的微信、一个小小的礼物,一顿浪漫的晚餐,一次意外的旅行,一只可爱的宠物等等,虽然花了点钱,但收获的却是无价的、受用终身的回忆。

婚姻也是冲突的温床,但冲突也能给婚姻带来亲密感,你看影视剧中的男女在冲突后常常爆发激情就是这个道理。

六、如果发现对方有婚外情该怎么办?

从深层来讲,婚姻是一个个人情感的归属问题,它不同于爱情,是爱情的果实,也更是一种生存方式。在我们的传统文化里,"嫁鸡随鸡,嫁狗随狗;男怕入错行,女怕嫁错郎"的观念根深蒂固,这里面隐藏了一个信息，那就是"我嫁给你，你就要全权为我负责，我把所有的一切都给你了，所以你也要把一切都给我"，"我的是我的，你的也是我的，连你都是我的。"也就是说，这里面必须是对等的付出关系："我爱你=你爱我；我只爱你一个，你也只能爱我一个；我有多爱你，你就要有多爱我。"这就有了一个占有和回报的要求在里面。

而事实上人是独立的个体，人性是独立和自由的，对方只属于他自己，你只是拥有了与他分享爱情与身体的权利，对方并不会因为婚姻就失去独立性和自由抉择的权利。毕竟人也是动物，面对社会道德压抑的泛爱本能时，往往陷于两难。女性天然具有捍卫婚姻的本能，也恰恰说明男人的本性，如果真的"一丈之内才是夫"的话，那天下早就太平了。

所以，留下一点心理准备，不要被最初爱情和婚姻的激情蒙蔽双眼，从一而终的爱情当然是和谐于社会的，但更理性的是当对方出轨时，你如何把握自己，是把对方往家里拉，还是把对方往门外推。

七、婚姻中的受害方如何控制自己的情绪？

婚外情受伤害的一方往往会下意识地得出"对方背叛"的结论，尤其是对自我或者对婚姻不自信，幼年有过父母离异经历或者缺乏安全感的人更容易得出这样的定论。在巨大的失落感中感觉天就要塌了，觉得这么多年的婚姻就是一场彻头彻尾的欺骗，之前为婚姻的付出是多么得愚蠢，所以愤怒和抗争不可避免。

这里面就存在一个思维惯性，即全然否定前期婚姻的一切，忘掉了过往的生活点滴，进而选择了一个让自己受伤的观念。这时候，控制自己的情绪就显得尤为重要，首先要考虑的是我们的哪些想法对婚姻是建设性的，哪些是破坏性的。我是做建设者、修补者还是做破坏者？

八、婚姻中受伤的一方该怎么做呢？

婚姻的走向更多掌握在受伤害的一方。首先，使对方在家庭中的存在感得以继续保持。比如让其带孩子参加一些活动、或者请其朋友到家里聚餐等等，固化对方的身份角色，深化其生活方式，为其可能要抛弃的这一切设置重重的路径依赖。如果对方要选择离婚，其可能就要面对社会关系网的撕扯，满心的愧疚与负罪感让其寸步难行。同时，搁置一下，也是在等待陷入婚外情中的两人可能爆发的矛盾。

其次，不要跟踪或者追查对方的手机，不翻对方的东西，这基本是一种自虐行为。婚外情一方对此会非常小心敏感，很容易发现你的行为。不要轻易去婚外情的当事方，也不要随意攻击这个入侵者。

再者，不要轻易向家人、亲朋以及单位领导暴露对方的婚外情，这些都是导致婚姻快速解体的无效行为。四处宣扬，气势汹汹地兴师问罪更是下策。

九、男方婚外情期间还可以做些什么？

这期间可以婉转地跟他聊一聊，谈谈自己是不是平时忙于工作或者教育孩子，而忽视了对对方的关心，切记不要讨好对方，点到为止，用自己的反思来撬动温情，暂时搁置对方的婚外情。更重要的是，自己一定要表现出超强的独立生活能力，妻子可按照自己的喜好布置房间，购买家具或者鲜花、绘画等装饰品。丈夫可努力工作，从另一角度重新赢得妻子尊重。

十、如何进行开诚布公的交谈？

如果双方已经挑明了婚外情，必须表明你对婚外关系的态度，不能含糊，以免让对方觉得你并不坚决从而有了可趁之机；要告诉对方你的感受，让他知道你的痛苦；接着鼓励对方说出对这段外遇的态度和想法，并对其中你认可的部分表示理解；然后可以继续探讨他对婚姻的看法与理解，此时可以做适当的反思，并表示自己也会进行调整和改变，在你达不到对方预期的观点和习惯上，不妨直接点明并希望得到对方的理解；然后可以说说你对对方的理解，用相互交流的方式消除双方的误解；不给对方的行为定调子，尊重他对生活的选择权利，并相信对方会努力维护你和家庭的利益，鼓励对方去处理好这段婚外关系。做好这些，无论结局怎样，你的内心不会有遗憾。

如果真正考虑离婚，首先可以考虑婚内分居，把两人的亲密关系拉开，变成一种亲人的关系，看看能否让双方的理智回归。如果不能奏效，双方需要分开居住，因为距离太近，我们就无法放下手中的放大镜，看到的都是问题。等待对方脱离婚外关系回来时，再决定你是否重新接受对方。同时，双方分开一段时间，除了在身体的亲密关系上的暂时停止，也是双方去感受独自生活的阶段，个中滋味，需要双方去体会，也许双方都会回忆起对方的温情，或者是为分手后的生活提前适应一下。如果不是为了发泄情绪，就不要主动提出离婚。

十一、如何处理破镜重圆的关系？

婚姻讲究平等。这个平等，更多指的是精神层面的。在婚姻观上，坚决表明你不能容忍婚外情，而不是跟对方说"只要你改邪归正，不再做那些对不起我的事就可以原谅你"这样的话，前者更有利于婚姻的继续。试想，当你成了宽恕者和拯救者，对方除了向你乞求、忏悔外，貌似就没有什么事情好做了，对方天天对你抱有满满负罪感的唯唯诺诺，能做到与你精神对等么？这样的关系很有可能滑落到监控与被监控、警察与犯人的关系模式中。长此以往，你的怜悯与施舍会让对方的心情变得更糟糕，万般压抑的他就只好继续犯错以维护你救世主的身份了，何谈对等婚姻的快乐与创造性带来的幸福感。

十二、在婚外情中，受伤害的一方有没有问题？

适度的反思是必要的，我们要从自身找出对方婚外情的另一部分原因，来平衡夫妻关系。最常见的原因是因为有了孩子之后，夫妻双方在家庭中的功能发生了变化，妻子更多的关注是在孩子的抚养和教育上，从而忽略了丈夫的感受。

另外，在婚姻的磨合中，也总会有权利与义务的分配之争，不同的分配结果可能会带来不同的婚姻状态。比如，妻子是否在家里过于强势、大包大揽，从而培养出了一个不用承担任何责任，可以在外面肆意嬉戏玩耍的男人。同时，我们也要扪心自问，自己对婚姻的忠诚真的全都是为了对方么，会不会是因为道德、经济以及孩子方面的压力制约了自己欲望，是不是对婚姻的期许太高，追求过度婚姻的安全而锁住了对方的咽喉，使对方有了被侵入以及挣脱束缚的感觉。

十三、对于已经沦陷于婚外情的人有什么忠告？

婚外情者有几种，一是完成一种生活体验，与其情感成熟度相关，涉及早年经历。这种人对伦理道德需求较低，内心相对自由。这样的人其实比较浪漫，也很会关心你，只是会时不时地出轨。还有一种是用婚外情来弥补婚姻中所缺少的部分，比如无法得到的虚荣、关爱、尊重、理解、崇拜或者平静如水毫无激情的生活，或是压力之下无法在婚姻中宣泄的情感。他们并不想放弃婚姻，也不想付出过多，只是维持一种情欲关系罢了。还有一种目的比较明确，就是为了破坏婚姻，是对婚姻的否定，想抽身而去，他们会故意泄露婚外关系，造成婚姻失败无法挽回的事实。当然还有见异思迁或者寻求真爱的婚外关系等等，不一而足。

道德层面上来说，我们不希望有婚外情的出现，但心理学更多的不是讲道德，而是能如何有效地帮助来访者，是在技术层面有效应对危机，适应社会。

当你涉及一段婚外关系时，首先要分析一下自己为什么需要婚外情，是你的价值观倾向，是需要一个额外的情感来补充婚姻，还是你对婚姻厌烦了。其次，如果你还重视婚姻，就要考虑配偶知道后对婚姻的冲击你能否承受，有没有能力重新获得配偶的爱。

相对于不同的婚姻模式，或许还有不同的处理方式。比如极端强势的女性会采取快刀斩乱麻的方式直接降服出轨的对方；而过度依赖型的婚姻也许会在婚外情的处理上延绵不绝，一忍再忍；前者需要有足够的权威，来保证后续婚姻的高压会迫使受降者绝对服从，后者则需将灵魂出卖给魔鬼以换取卑微的存在。至于选择何种方式，取决于你的性格和人格影响力。

十四、对处于婚姻危机中的孩子，我们能做些什么？

最重要的一点，不要让未成年的孩子卷入其中。我们经常可以看到在婚姻危机中，以孩子为要挟，做筹码，要求孩子选边儿站。

幼小的孩子本以为自己是父母的骄傲，是家庭的中心，是自己让这个家庭充满爱心与活力，维系着整个家庭的幸福。而突如其来的婚姻危机，会让孩子感到深深的疑惑和恐惧，他不知道为何突然一夜之间自己不再是家庭中心，父母曾对他说过的"我们都爱你"之类的话全都成了骗人的谎言；他会以为是自己做错了事情而导致父母关系的撕裂，家庭的崩塌，内心的不安全感陡然而生。也许孩子太小不知道也不理解发生了什么，但他会永远记住那个情景，那种恐惧的情绪，可能会持续终身，甚至会以各种躯体疾病以及自残的方式来维系父母的婚姻。

面对婚姻危机与家庭变故，我们需要向孩子灌输的是"大人的事情大人来处理""父母分开是因为分开后各自可以生活更好""无论父母怎样，我们都一如既往地爱你"等这样的理念。同时，即便是夫妻双方分手，也不要相互攻击，毕竟曾经修得同船渡，要相互捧场，相互体谅，要让孩子相信这世上还有美好的情感，减少孩子对未来婚姻的恐惧，鼓励孩子投入另一方的怀抱，发展正常的亲情，维护孩子健康的心理发育路程。

本篇作者简介

宋磊
- 上海市浦东新区精神卫生中心暨同济大学附属精神卫生中心（筹）
- 精神科副主任医师
- 上海市心理学会医学心理学专委会委员
- 多年从事精神科及心理治疗，曾任郑州市精神病防治医院心理科主任

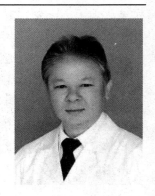

失眠疗愈三部曲

失眠症是以频繁而持久的入睡困难和/或睡眠维持困难并导致睡眠满意度不足为特征的睡眠障碍，常影响日间社会功能。其内涵包括三个部分：症状（入睡困难、睡眠维持困难）、满意度不足和日间社会功能受损。

一、失眠症临床表现有哪些？

1. 入睡困难。在适当的睡眠机会和睡眠条件下，不能较快入睡，一般儿童和青少年入睡时间超过 20 分钟有临床意义，对于中老年人入睡时间大于 30 分钟有临床意义。

2. 睡眠维持困难。包括睡眠不实（觉醒过多过久）、睡眠表浅（缺少深睡眠）、夜间醒后难以再次入睡、早醒等，早醒通常指比预期的起床时间至少提前 30 分钟并引起总睡眠时间减少，早醒的判断需要考虑平时的就寝时间。

3. 日间活动受损。常表现为疲劳或全身不适感，日间思睡，焦虑不安，注意力不集中，社交、家务、职业或学习能力受损。

慢性失眠和短期失眠，其中慢性失眠指失眠症状和日间功能受损每周至少出现 3 次，至少持续 3 个月；短期失眠是指失眠症状和日间功能受损少于 3 个月，并且没有症状出现的频率要求[1]。

二、失眠、失眠症和失眠亚临床症状分别是怎样的？

失眠：是一种常见的病症、生理现象，人们在不同场合（如大赛前、考试前夕）可有不同程度的失眠，这是一种正常心理反应。因为这种失眠与现实环境相符合，并不显著影响功能，失眠者意识到这是一种合理的生理、心理反应，因此不会感到十分痛苦。

---

[1] AAVS，ATVDZ，AAK，et al. Cognitive and behavioral therapies in the treatment of insomnia: A meta-analysis[J]. Sleep Medicine Reviews, 2018, 38:3-16.

失眠症：是失眠的疾病状态，当失眠的严重程度或持续时间过长与客观环境不相符，并且损害躯体、心理、社会功能时，则为失眠症。

失眠亚临床状态：也称为失眠问题，是指当失眠症状和严重程度已经符合失眠的诊断标准，仅仅病程（时间）不符合病程诊断标准。

三、失眠症如何发展的呢?

失眠症常常是从生理性失眠发展而来，很多失眠症患者其实刚开始都是因为某些事件引起生理性反应而失眠，然后开始特别关注失眠这件事情，如睡觉的各种细节：关窗户、拉紧窗帘、不能有一点杂音等，并且开始关注失眠引起的各种不适，一晚上没睡好，第二天就出现明显的没精神、各种的疲乏和身体各种不适，从而更加担心晚上失眠问题，甚至很多人开始从下午就担心晚上睡不着觉。开始越来越早上床，努力让自己快睡、结果越来越睡不着，就这样形成恶性循环，把一个正常的生理反应性失眠折腾成失眠症。

其实，很多失眠症患者应该回想一下自己不失眠状态：那就是什么也不想，躺在床上然后呼呼就睡觉了，这就是睡眠的高级境界"先睡心，再睡眼"。越想睡觉反而越睡不着，因为睡觉本身就是一个自然而然的过程，是大脑开始休息的过程，你督促自己一定要睡着，其实是让本来应该休息的大脑开始工作，所以越睡不着。

大家可以做一个实验：请大家脑子里千万不要想"白熊"，这么一来，估计大部分人脑子里反而会出现白熊的样子。这个就是非常有名的"白熊实验"。越想控制自己不想，脑子里反而想得越多。睡眠其实也是同样的道理：越是想控制睡眠，越容易失眠。上床后，越想睡着，就越睡不着。也是根据这种想象，失眠治疗中有一种方法叫"矛盾意向法"：睡不着的时候让自己努力保持清醒，当你努力保持清醒的时候，反而容易睡着，可能不知道什么时候就睡着了。

四、失眠症的危险因素有哪些?

1. 年龄。年龄是失眠的显著危险因素，慢性失眠症的患病率儿童是 4%，青年人是 9.3%，老年人是 38.2%，年龄越大患失眠症发病率越高，这是与随着年龄增长，身体机能下降，慢性病增多，内部的睡眠稳态下降有关系。

2．性别。失眠的患病率女性是男性的 1.41 倍，该比率在大于 45 岁人群中增加至 1.7 倍。

3．遗传史。研究发现失眠具有显著的家族聚集性，有家族史的普通人群新发病率是无家族史人群的 3 倍。

4．应激及生活事件。负性生活事件是失眠的危险因素。

5．个性特征。研究发现某些个性的人容易发生失眠，比如神经质、焦虑特性及完美主义等[1]。

五、失眠症的发病机理有哪些假说？

（一）西医

最近几年随着脑科学的发展，我们对失眠症的自然病程、病因及病理生理学机制等认识有很大进展，但是还没有被广泛接受的关于失眠发病机制的假说。目前关于失眠症的发病机理假说主要有过度觉醒假说和3P 假说。

1．过度觉醒假说。由于对睡眠起始阶段和睡眠过程中对感觉信息处理的强化，扭曲了睡眠与觉醒之间的区别，以致在睡眠中仍感觉处于觉醒状态。

2．3P 假说。可以理解为"三因"假说，指的是易感因素、促发因素和维持因素。其中，易感因素主要指年龄、性别、性格等因素使个体对失眠易感。促发因素包括生活事件和应激等因素，可引起失眠症状的急性发生。维持因素主要是指对睡眠产生错误的行为和认知，导致失眠症持续存在，比如过早上床等睡觉、早晨赖床不起、错误的补觉、过分夸大睡眠重要性等。目前 3P 假说对于临床治疗失眠具有一定的指导意义。

（二）中医

中医认为失眠的发病机理是因为阴阳失衡，阳不入阴导致的不寐。

---

[1] 李融，侯钢，武玉兰，等. 失眠症相关因素的调查[J]. 上海精神医学，2002，014(001):28-30,33.

常见的类型不外乎虚证实证，其中虚证主要指心脾两虚、心虚胆怯和阴虚火旺，其中心脾两虚主要表现入睡困难、多梦易醒，心悸健忘，头晕目眩，神疲乏力，肢体倦怠，饮食无味，是心虚和脾虚的症状表现；心虚胆怯主要表现不易入睡，易惊醒，胆怯心悸，遇事善惊，是心虚和胆怯的症状；阴虚火旺以更年期女性比较多见，主要表现为心烦不寐，耳鸣，健忘，腰膝酸软，五心烦热等症状。实证则主要是肝郁化火和痰热内扰，其中肝郁化火主要表现为不寐，情绪暴躁易怒，目赤口苦，小便黄赤等肝气郁滞化火的症状；痰热内扰主要表现为不寐头重，痰多胸闷，舌苔黄厚腻等表现。针对这些证型目前都有比较有效的方剂可以治疗，效果明显[1]。

六、失眠症治愈的三步是怎样的？

1. 失眠疗愈第一步，找出原因，自我调整。失眠症疗愈第一步主要针对失眠症诱发因素和维持因素，其中诱发因素主要是指生活中的事件，其实最核心的因素不是事件本身，而是事件引起的"情绪"，当然有些情绪也是客观必然的，比如投资失败的沮丧，亲人离世的伤心；有些情绪是可以因人而异的，比如人际关系冲突产生的生气、愤怒、怨恨等。但是这些事件引起的情绪，还是可以通过自我调整而改变情绪以及情绪对身体的影响。

人的心理活动大约有 5 个层面：思维、情绪、身体、潜意识、真我 ，这里主要讲思维和情绪，因为很多失眠主要是由于事件发生—通过思维加工有了判断—产生情绪导致失眠的。思维是人类最外层的心理活动，也就是我们的想法、念头，它不一定是正确的，很多也不是我们的本意（比如领导布置工作之外的任务，你的思维告诉你，一定要做的），因为从你从小到大经历的人、事、物都在告诉你领导的话必须听，它影响着你的思维。情绪是人类内心的感受，也是相对比较真实、接近内心的，但是也是受思维影响的。我们还以领导布置工作之外的任务为例，你的思维告诉你一定要做的，但是你的情绪可能是很不情愿的、委屈的，但

[1] 高霖，陈少玫. 失眠症的病因病机研究进展[J]. 光明中医，2011, 26(005):1083-1084.

是这个时候，你的思维比内心感受更强大，会压抑住你的情绪，不让它表达出来，表面上看还是很乐意地在完成领导布置的工作之外的任务。所以，我们要知道思维、情绪、自己内心的关系，这样就可以更好地处理情绪和接受情绪，从而减少诱发因素产生不良情绪而对自己睡眠造成影响。

还有就是要学会接纳和接受，比如有一些人，因为竞聘失败，比自己差的人超过了自己，无论如何无法接受，深陷其中，从而出现失眠、焦虑、抑郁等情绪。因此针对诱发因素要及时发现问题，及时自我调整。

失眠的维持因素主要是指不良的应对策略，从而导致长期失眠状态。比如作息不规律、过早上床、赖床、无效的补觉或者午睡时间过长、在床上做与睡眠无关的事、睡前使用电子产品过久（蓝光影响褪黑素的分泌）、过分担心失眠（失眠—紧张—失眠恶性循环）等，及时发现这些问题，调整建立良好的睡眠习惯和认知，也是非常重要的。其实这部分内容属于目前非常推崇的失眠认知行为疗法。

2. 失眠疗愈第二步，及时中西医结合多种方法联合治疗。当失眠症患者发现自身问题，并自我调整之后，没有效果，或者失眠症状持续加重，一定要及时进行治疗。目前的治疗手段有很多：中医有中药汤剂、中成药、耳穴压丸、针灸推拿、足浴药枕等；西药治疗主要有安眠类药物，主要是苯二氮䓬类的和非苯二氮䓬类的，其中苯二氮䓬类的也就是我们常说的安定类药物，还有抗抑郁和焦虑药物等；心理治疗，包括失眠症的行为认知疗法、正念疗法、放松训练等；物理疗法有生物反馈疗法、仿生脑电治疗仪、重复经颅磁刺激等。

很多失眠症患者对于失眠治疗疑问最大的是关于西药的使用，担心有不良反应、有成瘾性，甚至发生 3~5 天整夜不睡觉也硬撑着不吃药。其实这种方法是不可取的。3~5 天不睡觉，对人的身心伤害极大。以上各种治疗方法，目前门诊都采用。对于失眠症的治疗中西医之间有着明显的不同，关于西药，一定要及时用药，只要选择药物合适和服用方法得当，西药的成瘾性是可防可控的，比如针对初次、急性发作的失眠症患者可以优先选择非苯二氮䓬类药物，这类药物起效快，疗效肯定，不良反应少，作用时间短，没有肌肉松弛，不影响第二天认识和反应，成瘾性低。代表药物唑有吡坦、扎拉普隆、佐匹克隆、右佐匹克隆。同时为了避免成瘾性，用药可以选择短期，一般不要超过4周；小量服药、间断服药、按需服药等方式。

关于中药，大家接受程度还是比较高的，尤其中药汤药、耳穴压丸和推拿手法，效果比较确切。但是大家普遍认为中医效果慢，其实不一定的，只要辨证准确效果也是很不错的，比如耳穴疗法。常用的基础组合：神门、心、脾、皮质下、枕（颈椎）、神衰点，每个耳穴3~5天，每天每穴位按压20次，每次20下，以微微胀痛为主。再如穴位点压，可以经常点按耳后的安眠穴等。

3. 失眠疗愈第三步，自我学习成长，根治失眠。目前针对失眠的治疗，失眠患者和临床医生基本把目光都集中在了第二步中西医结合的门诊治疗上。其实第一步和第三步也是非常重要的，尤其第三步的自我学习成长，根治失眠，这是需要通过系统性的学习和修行提高一个人整体的认知，从而从根本上防治失眠。

我们在门诊治疗结束后会跟进不同患者的脾气性格特点，比如争强好胜、追求完美、斤斤计较、做事风风火火、脾气急躁等，让大家回家可以学习儒家思想、道家思想，背诵抄写心经、坚持练习放松功、学习坐禅等，很多人坚持2~3周以后，就会发现好像心可以慢慢静下来了，外界的很多事情对自己的刺激和影响的力度变小了，这个改变是有科学依据的。有研究发现人的气质特点（脾气、性格）虽然具有相对的稳定性，但是也具有可塑性，而文化具有塑造功能。文化不仅仅是指知识，是指生活在一定地域的人们的衣食住行、社会习惯、思想信念及生活与行为方式的总称，文化可以塑造人的气质特点。

我们让失眠患者坚持练习八段锦，调理脏腑气血，也会发现失眠程度越来越轻。八段锦练习可以提高身体机能、提高身体内部的睡眠稳态。在我们的人体体质、性格特点发生根本性改变后，再遇到事情就不容易发生失眠了，也就可以从根本上治疗失眠症。

七、为什么老年人容易出现失眠？

睡眠的过程中依据眼球转动速度可以分为快速眼动睡眠和非快速眼动睡眠两类，非快速眼动睡眠又分为4个阶段——思睡期、浅睡期、中度睡眠期和深度睡眠期，其中中度睡眠和深度睡眠期本来就会有很多次苏醒，但是如果这两期的睡眠质量很好的话，我们就不会察觉到，不会苏醒。而老年人的中度睡眠和深度睡眠减少，质量比较差，所以很容易觉察到中间的苏醒而清醒过来，这也是老年人容易被吵醒的原因，就是因为中度睡眠和深度睡眠期短而且质量比较差。

小孩正好相反。这个其实也是一种随着年龄变化，我们大脑生理结构和功能需求的变化。

八、小孩睡觉不踏实，有什么解决办法吗？

小朋友睡觉来回翻滚是一种比较正常的现象。需要关注第二天小朋友的精神状态，如果第二天小朋友睡醒生龙活虎的，一天的运动量很大，精力很充沛，就没有问题。这跟小朋友的大脑发育有关系，小朋友在睡眠期间对肢体的控制没有很严格，因为神经系统还没有发育完全，所以他在做梦过程中，肢体就会有手舞足蹈的动作。

同时，如果小朋友出现这种情况，我们也可以注意下他的身体情况。中医来讲是不是有"积食"了？"胃不和则卧不安"，睡前吃得太多太饱也可能会造成睡觉翻来覆去。

九、失眠是否具有家族遗传性？

失眠具有家族聚集性，比如说妈妈失眠，女儿就容易失眠，而且有家族史的人是没有家族史的发病率的 3 倍。但是是否与遗传基因有关，目前还没有明确定论，这种"遗传"更多的是生活习惯、家庭氛围、待人接物的心态的遗传造成的。

十、失眠人群有逐渐低龄化趋势吗？

我们常说老年人失眠，因为随着年龄的增长，由于生理的变化，身体机能下降，睡眠稳定系统没有那么稳定了。现在确实有失眠人群低龄化的趋势，包括中青年现在的失眠比例也比较高，这主要跟压力有比较大的关系，小孩子面临的学习压力，中青年面对工作、社会适应等方面压力也是越来越大。

十一、为什么女性比男性容易失眠？

这和激素分泌是有关系的，但是更重要的还是体质特点和角色关系。一般来说，女性常常追求完美，容易焦虑，这对失眠发生有影响；另外就是女性的家庭角色关系，在家庭处理亲子关系、平衡工作和家庭关系、夫妻关系之间都有比较大的压力。同时，女性月经期的激素变化，也会引起情绪的变化。综合以上因素女性比男性失眠的发病率往往要高。

十二、如果入睡困难，早上感觉很累，怎么办？

如果晚上入睡困难，白天感觉很累，时间比较长，应该属于失眠症。我们首先要解决入睡困难的问题，一般需要注意几个事项：

第一，提前让自己安静下来。比如说如果 23:00 睡觉的话，就应该提前半小时让自己安静下来，听听轻音乐之类。我们在临床上一般建议患者抄写心经。

第二，不要过早上床。过早上床，在床上睡不着的时候，就会产生焦虑的情绪，容易产生睡不着与床之间的不良条件反射。如果躺在床上超过 30 分钟睡不着，一定要起来。床是用来睡觉的，要把这个习惯养成。

第三，可以练练放松功，同时加一点正念呼吸。我们在临床上经常指导患者，上床的时候闭上眼睛，深呼吸，把注意力关注到鼻腔的气流上，或者胸廓的起伏上。比如缓慢呼吸 5 分钟左右，然后再把意念转移到身体上来，从头顶开始放松。放松功对入睡有很好的帮助，我们虽然达不到专业的层次，但是只要按照这个思路来，就可以帮助入睡。

十三、为什么换了床，就会睡不好呢？

这种情况确实存在，有些人对睡觉环境相对来说比较敏感。如果你有这种情况，比如说你要去旅游，可能要去个三五天，你可以稍微备一点安眠药，主要保证第二天有精神。

一旦出现失眠，你千万不要盯着症状，要认识到这是一种生理的心理反应，只要回到自己的床上就可以很快睡着。这种情况忌讳的就是过多的关注，然后采取很多不正确的"助眠"方法，这样发展下去，就容易生生地把自己折腾成失眠患者。

十四、多梦是不是就代表睡眠质量不好呢？

其实每个人睡觉都会做梦。睡眠分为两类，一类是快速眼动睡眠，一类是非快速眼动睡眠，做梦大部分都发生在快速眼动睡眠过程中。我们很多人会做梦，但是为什么有些人醒来觉得我没做梦，有些人醒来觉得我做梦呢？这和你醒来的时间点有关。比如说你是在快速眼动睡眠期醒来的时候，就会感觉到好像一晚上都在做梦。

其实做梦本身跟睡眠质量没有太多的关系，只是因为醒来的时候不一样。做梦的睡眠时期，是大脑在消化吸收和分析我们白天的事情，所以有时候会做跟白天的事情相关梦，所谓"日有所思，夜有所梦"，这是有科学道理的。

十五、有些人每天只睡四五个小时就够了，这算正常吗？

每个人需要的睡眠时间是不一样的，一般为 6~8 个小时。其实古代人睡得更长，因为那个时候夜间娱乐活动不多。睡眠如果少于 6 个小时，我们叫短时睡眠人，一般睡 4~5 个小时就够了。而有些人需要 9 个小时以上睡眠。所以说睡的时间的多少跟睡觉的质量是没有直接关系的，到底睡得够还是不够，看你第二天的精神状态。哪怕你只睡 3 个小时，第二天精神抖擞，那就没有问题。

不仅人的睡眠时间需求不一样，其实动物也不一样。猫一天要睡 14~15 个小时，马一般睡 2.5 个小时就够了。

不同的人、不同的年龄、不同的个性体质，睡觉的需求是不一样的，唯一的标准就是第二天起来的状态。

十六、睡前喝牛奶或用薰衣草精油可以帮助睡眠吗？

这些方法确实有效果。精油对安眠有很多帮助的：涂抹、足浴、局部穴位按摩等，安神作用显著。

我们临床用的比较多的是耳穴治疗。耳穴贴完之后，我们让患者晚上睡觉之前一定要捏。它的作用是对穴位的刺激，在捏的时候，一定要用心体验每个穴位的感觉，这样有助于我们放松。不要去想失眠相关事情，把所有的意念放在耳朵的穴位感受上，这个就跟我们正念呼吸有点相像。

本篇作者简介

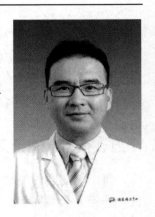

高利民
- 上海中医药大学硕士研究生
- 同济大学心理学博士在读，主治医师
- 失眠症（不寐病）中医临床特色优势品牌项目负责人
- 浦东新区名中医工作室继承人
- 上海市基层名老中医药专家传承工作室继承人
- 2017 年在北京跟随汪卫东教授学习中医睡眠调控技术-TIP 和睡眠行为认知疗法
- 现任上海市中医药学会亚健康分会委员
- 上海市中医药学会第一届情志病分会委员
- 上海市中西医结合学会精神疾病专业委员会青年委员
- 主持区级课题 2 项、院级课题 1 项、市级人才培养项目 1 项
- 以第一作者或者通讯作者发表论文 8 篇，其中核心期刊 6 篇
- 参编《上海浦东新区名中医集》，主编《张明主任中医临床经验集要》
- 临床擅长失眠症、焦虑、抑郁等中医情志病的中西医结合治疗，尤其针对失眠症的治疗，将中医疗法中的中药、耳穴、推拿，西医中的药物治疗，心理治疗以物理疗法进行有机结合，效果明显

"偏执"也是病吗

偏执是指自我援引性优势观念或妄想，常见的是关于被害、爱、恨、嫉妒、荣誉、诉讼、夸大。这样的观念或妄想可与器质性精神病、精神分裂症有关，或是对应激的反应，还可能是一种人格障碍。

一、偏执型的人有哪些特征？

1．心胸狭隘，对周围的人或事物敏感，对侮辱和伤害耿耿于怀。

2．对别人获得成就或荣誉感到不安，妒火中烧，不是挑衅争吵，就是在背后说风凉话，或公开抱怨和指责别人。

3．自命不凡，自以为是，对自己的能力估计过高，惯于把失败和责任归咎于他人。

4．经常无端怀疑别人要伤害、欺骗或利用自己，对别人善意的举动做歪曲的理解，总认为他人不怀好意。

5．容易记恨，对自认为受到轻视、不公平待遇等牢记于心，有强烈的敌意和报复心。

6．常有病理性嫉妒观念，怀疑配偶或情侣的忠诚，限制对方和异性的交往，或表现出极大的不快。

二、妄想性障碍就是偏执吗？

当过度偏执，或者严重影响自己或他人的社会生活时，可能就会演变成妄想性障碍。通常情况下，妄想性障碍是以长期持续性、系统性妄想为最主要临床特征的一组精神障碍。患者除了妄想症状外，其人格和智能通常可保持完整，在不涉及妄想的情况下，情感、言语和行为基本正常。妄想性障碍起病隐匿，病程演进缓慢，甚至可伴随患者终身。

精神与行为障碍分类（ICD-10）关于妄想性障碍的诊断标准是：妄想是最突出的或惟一的临床特征，必须存在至少三个月，且为患者的个人观念，而非亚文化观念。可间断性地出现抑郁症状甚至完全的抑郁发作，但没有心境障碍时妄想仍持续存在。不应存在脑疾病的证据；没有或偶然才有听幻觉；无精神分裂症性症状的病史[1]。

三、妄想性障碍患者不愿意承认患病，家属该怎么办？

妄想性障碍患者因病前性格多为主观固执、敏感多疑、易激动、自尊心过强、自我中心、自命不凡、自我评价过高等特点，其往往对于自己妄想的内容坚信不疑，始终不愿意承认自己患病，更不会主动寻求医生的帮助，治疗依从性差，从而给治疗和康复带来诸多障碍[2]。

其中偏执状态患者，其妄想尚未系统化、症状持续时间较短、程度也较轻，家属可帮助患者认识到他们的某些观念和行为是不合理的，以及这种行为和观念可能造成的不良后果，使患者清楚地认识到哪些想法和行为是正确合理的，哪些是错误不合理的。

而对于偏执狂或偏执性精神病发病期，家属应尽量避免与患者发生争执和正面冲突，这样容易让患者产生敌意、扩大妄想对象，发生突然的攻击、伤人或自伤的行为。必要时，家属可寻求社区社工或专科医生的帮助，甚至和公安机关保持联系，进行适当的监管和强制性住院治疗，防止患者因妄想加剧而导致的恶性事件的发生。

对于妄想性障碍稳定期的患者，虽然患者不愿承认自己患病，但仍能遵医嘱进行药物或精神康复治疗，其社会功能也逐步恢复正常。对这样的患者，家属应以支持鼓励为主，不用过分让患者强调疾病本身，可通过一些机构宣教让他们逐步对疾病的了解和接纳，使其保持自信乐观的心态。

四、哪些药物可以治疗妄想性障碍？

妄想性障碍，又称偏执性障碍，就是我们通常称的偏执狂。其症状与精神分裂症的妄想有所相似，但妄想性障碍常以系统性妄想为主要临

---

[1] The structure of common DSM-IV and ICD-10 mental disorders in the Australian general population.
[2] Ibanez-Casas I , Cervilla J A . Neuropsychological Research in Delusional Disorder: A Comprehensive Review[J]. Psychopathology, 2012, 45(2):84-101.

床相、妄想内容有一定的现实性，而精神分裂症的妄想则逻辑荒谬，脱离现实。二者的治疗则不尽相同。

妄想性障碍的药物治疗主要以抗精神病药物为主，分为第一代抗精神病药物和第二代抗精神病药物。第一代抗精神病药物有氯丙嗪、奋乃静、氟哌啶醇、舒必利等，通过阻断中枢神经系统多巴胺通路中的多巴胺受体而发挥抗精神病的作用。第二代抗精神病药物，也就是通常所说的非典型抗精神病药物，代表药物有氯氮平、喹硫平、奥氮平、利培酮、齐拉西酮等，主要通过作用对中枢神经系统 5 羟色胺（5-HT）和多巴胺受体双重阻断起到控制精神症状的作用[1]。相对于第一代抗精神病药物，其药物不良反应风险较小、患者服药依从性好。

妄想性障碍患者的药物治疗应掌握以下原则：（1）个体化治疗：根据患者的年龄、性别、症状、首发、复发、既往用药、药物不良反应、经济状况等进行选择；（2）尽可能单一用药，尽量避免联合多种抗精神病药物治疗；（3）小剂量开始逐渐加量；（4）足量足疗程；（5）全程治疗。

值得注意的是，妄想性障碍有别于精神分裂症的是，患者除了妄想症状外，少有其他精神病症状，其人格和智能通常可保持完整，在不涉及妄想的情况下，情感、言语和行为基本正常。因此，妄想性障碍患者往往无法配合全程治疗，服药依从性差，极易导致病情反复。

五、不同类型的妄想性障碍，治疗方式有什么不同吗？

妄想性障碍根据其发病特点、症状变化、严重程度等，分为偏执状态、偏执狂、偏执性精神病、妄想痴呆（晚发性）等亚型，但临床中以偏执性精神病最为常见。

1. 偏执状态。以突出偏执妄想而无幻觉为特点，其临床表现与偏执狂有近似之处，但妄想结构没有偏执狂那样系统，亦不固定。即使伴有幻觉，也与偏执型精神分裂症的妄想分散和荒诞离奇且发生人格衰退等不同。偏执状态的治疗通常以抗精神病药物与精神康复治疗相结合，尤以精神康复治疗为重，患者一般预后相对较好。

---

[1] 汪志良，王明龙. 苯丙胺类兴奋剂所致精神病性障碍与偏执型精神分裂症的临床特征比较[J]. 临床精神医学杂志，2013(06):397-399.

2．偏执狂。以逐渐发展的按逻辑构筑的系统化妄想为特征，最常见的是夸大、被害或有关躯体异常的妄想，不伴有幻觉或精神思维紊乱。对偏执狂目前尚无有效治疗方法，当患者兴奋激越时，可采用小剂量抗精神病药物，待病人合作后可合并认知提高法、交友训练法、自我疗法、敌意纠正训练等精神康复治疗，但总体预后欠佳。

3．偏执性精神病。是一组以系统妄想为主要症状，而病因未明的精神障碍，若有幻觉则历时短暂且不突出。在不涉及妄想的情况下，无明显的其他心理方面异常。偏执性精神障碍治疗较为困难，应用抗精神病药物可暂时缓解患者的妄想等精神病性症状，而精神康复治疗对本病的疗效一般[1]。

4．妄想痴呆（晚发性）。也是一种严重的偏执性疾病，但不伴情感和认知功能的衰退。Kraepelin（1893 年）把妄想痴呆从早发痴呆中分出，认为它是介于偏执狂和偏执型精神分裂症之间的中间状态。现在大多数学者认为妄想痴呆的临床特征是以幻想性、荒谬的、逻辑倒错的妄想为主，而不会出现精神衰退[2]。主要以治疗原发病为主，可使用抗精神病药物控制精神病性症状，但目前鲜有文献报道。

六、认知行为疗法能否治疗妄想性障碍?

认知行为疗法可以治疗妄想性障碍,但是实际效果目前鲜有科研数据支撑,这就需要从认知行为疗法的作用原理和妄想性障碍的发病特点深入了解其原因。

认知行为疗法（cognitive behavior therapy, CBT）由 A.T.Beck 在 20世纪 60 年代发展出的一种有结构、短程、认知取向的心理治疗方法，主要针对如抑郁症、焦虑症、神经性厌食症、性功能障碍、药物依赖、恐怖症、慢性疼痛、精神病的康复期治疗等心理疾病和不合理认知导致的心理问题。它的主要着眼点放在患者不合理的认知问题上，通过改变患者对己、对人或对事的看法与态度来改变心理问题[3]。

---

[1] 范贤. 偏执性精神病临床分析[J]. 中华医学研究杂志, 2008.

[2] 张伯全. 晚发性偏执狂与妄想痴呆有区别吗?[J]. 国际精神病学杂志, 1992(1).

[3] 认知行为治疗. 中国心理学会临床与咨询专业委员会认知行为治疗学组

认知行为疗法的方法和流程很多,但都会包含以下一般性的治疗过程:①增强动机。②评估。③建立良好的治疗关系。④找出问题的关键。⑤识别适应不良的认知。⑥挑战并检验适应不良的认知;⑦用适应性认知代替非适应性认知并引起反馈。

在治疗过程中,治疗师将会用到很多认知行为治疗策略,包含侧重认知的、侧重情绪体验的和侧重行为改变的技术。①认知策略。注意情境矫正、认知重构和心理教育等。②情绪策略。正念冥想、呼吸训练和放松等。③行为策略。行为激活、行为矫正、暴露和接纳等[1]。目前在精神专科医院、三甲综合医院临床心理科或专业心理咨询机构开设认知行为治疗。

但认知行为疗法的治疗前提是患者对疾病有部分自知力,有主动求治的意愿,能积极配合治疗的各项指令。所以认知行为疗法在治疗抑郁症患者,尤其对单相抑郁症的成年患者有快速而明显的效果。而妄想性障碍患者往往对于妄想对象和妄想内容坚信不疑,对疾病无自知力,不愿主动求医,更无法有效配合治疗师完成认知行为疗法的治疗内容。

七、妄想性障碍患者需要复查吗?

因妄想性障碍患者对妄想内容坚信不疑,往往不能积极配合治疗,导致病情反复发作,所以需要定期至精神专科医院或其他专业机构进行复查。

妄想性障碍急性期需要 3~7 天复诊一次,通过了解患者病情变化调整药物剂量或精神康复治疗内容;巩固期可 2~3 周复诊一次,患者逐步走出固有妄想内容,回归正常工作和学习,定期诊察症状变化,逐步将药物调整至维持剂量, 延长精神康复治疗周期;维持期一般 1~2 月复诊一次,患者可通过定期门诊配药或精神康复治疗过程中,向医生表述自己对于既往疾病的重新理解,表达对于回归正常生活的愉悦,部分患者还可根据医嘱逐步由药物治疗转至精神康复治疗。

复查的内容包括诊间精神检查,相关心理测试(阳性或阴性症状量

---

[1] 王东方, 马月娇, 张培浩,等. 联合动机访谈与单用认知行为疗法治疗强迫症疗效的 meta 分析[J]. 中国临床心理学杂志, 2018, 26(003):624-628.

表、症状自评量表、药物不良反应量表等）、相应的实验室或辅助检查、精神康复治疗等。可对妄想性障碍患者的症状变化、药物不良反应情况、生化检查等各项指标进行动态定量分析，如发现异常可及时对药物治疗剂量进行调整，指导患者下一步精神康复治疗。

八、照护妄想性障碍患者，家属需要怎么做？

1. 做好妄想性精神病患者的心理护理。了解患者产生心理障碍的原因，帮助患者认识到他们的某些观念和行为是不合理的，以及这种行为和观念可能造成的不良后果，使患者清楚地认识到哪些想法和行为是正确合理的，哪些是错误不合理的。

2. 做好妄想性精神病相关知识的宣教。有利于患者克服病态心理，树立治愈信心，医生可抽时间组织患者学习妄想症的相关知识，增强患者对这种精神疾病的认识，让他们因为对疾病的透彻了解，而消除顾虑，保持自信乐观的心态，让患者逐渐能积极配合治疗。

3. 保持乐观愉快的情绪。长期出现精神紧张、焦虑、烦燥、悲观等情绪，会使大脑皮质兴奋和抑制过程的平衡失调。让妄想性障碍患者保持愉快的心情，从顽固的妄想中走出来，融入现实人际交往。

当患者开始动摇既往坚信不疑的妄想，重拾原本感兴趣的爱好，能积极配合医生治疗，恢复往日的工作和学习，表明妄想性障碍患者的病情有所控制，甚至有治愈的可能。

妄想性障碍自测表

序号	自测信息	经常 2分	偶尔 1分	没有 0分
1	怀疑别人在饭菜中下毒害你，而不吃不喝或只吃自己煮的食物			
2	妄想有人在晚上敲门窗，想进屋来抓你、害你或杀你			
3	对某些事实有超过寻常的评价，并坚持这种观念			

序号	自测信息	经常 2分	偶尔 1分	没有 0分
4	坚信自己的内心被洞悉甚至尽人皆知，闹得满城风雨			
5	坚信自己患了严重的疾病，反复找医生看病检查也不能消除疑心			
6	感觉自己的行为受到外界特殊东西的干扰与控制			
7	坚信自己有非凡的才能、至高无上的权力、大量的财富等等			
8	感觉配偶对自己不忠，并跟踪、监视配偶			
9	感觉周围人的谈话就是在议论你，针对你			
10	毫无根据地感觉别人在迫害自己，如被跟踪、被诽谤、被下毒等			

目前尚无针对妄想性障碍的量表评定，临床上往往通过其他辅助量表，如 90 项症状清单（SCL-90）、简明精神病量表（BPRS）、阳性症状量表（SAPS）、明尼苏达多项人格测验（MMPI）等协助该病的诊断。但其检测耗时较长，且内容过于专业，需在精神科医师或专业人员指导下完成。根据以上量表提炼成"1 分钟妄想性障碍自测表"，可对自身状况进行初步了解，但不构成疾病诊断的依据，具体诊断仍需咨询专科医生。

本自测表简化为 10 个项目，每个项目采取 3 级评分制。没有：自觉无该项症状（或问题），记 0 分；偶尔：自觉有该项症状，但对自测者并无实际影响或影响轻微，记 1 分；经常：自觉常有该项症状，对收件者有相当程度的影响，记 2 分[1]。总分≥5 分，表示存在猜疑观念，但对生活无实际影响；总分≥10 分，表示存在一定妄想观念，需要引

---

[1] 张作记. 行为医学量表手册[M]. 北京：中华医学电子音像出版社, 2005.

起关注和重视；总分≥15 分，表示目前存在较明显的妄想症状，需要及时就医或咨询。

本篇作者简介

童捷

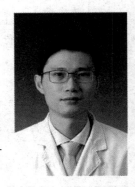

- 上海市浦东新区精神卫生中心暨同济大学附属精神卫生中心（筹）
- 精神科主治医师、心理治疗师
- 济宁医学院精神卫生系兼职教师
- 从事精神和心理工作近 20 年，擅长精神科常见疾病的诊治，尤其对抑郁障碍、双相情感障碍、睡眠障碍等具有丰富的临床经验
- 以第一作者在国内外核心期刊上发表论文数篇，参与的课题"抑郁症患者治疗前后认知功能及血清脑源性神经营养因子（BDBF）的对照研究"获上海市科学技术成果奖

精神障碍患者的用药管理

精神障碍的范畴很广，这里主要介绍目前主流精神疾病的用药状况，按疾病 CCMD（中国精神疾病分类及诊断标准）分类，包括精神分裂症、心境障碍、器质性的精神障碍、抑郁症、焦虑障碍和其他的精神障碍。常用的精神科药物有抗精神失常药、抗抑郁药、镇静催眠药、心境稳定剂和抗痴呆药物等[1]。

一、什么情况下才开始使用精神科的药物？

精神障碍早期，由于各方面的表现症状不是特别明显，因此在明确诊断精神障碍的基础上，要认真询问相关病史病情，做好详细的体格检查、精神检查以及实验室检查，辨别精神障碍的主要症状，排除一些其他疾病，然后再根据具体的情况进行用药，用药应该根据患者的具体病情来定。总之，发现精神障碍，要做到早确诊、早选择、早用药。

二、为什么对精神障碍患者进行用药管理？

大部分的精神障碍患者均不容易彻底治愈，尤其是重性精神障碍患者，由于需要接受长期药物和心理治疗，才能维持稳定的精神状态和正常的生活、工作。这就好像高血压、糖尿病、心脏病、痛风这些慢性病一样，不按时复诊服药，病情容易反复和恶化。虽尚有部分精神障碍的患者认同仍须后续治疗，不过其中不乏逾期复诊，或因不方便而由家人代为复诊取药的情况，导致后续治疗断续不定，影响治疗效果[2]。做好用药管理对患者预防复发，降低住院率，减轻家庭负担，减少药物不良反应，改善患者服药依从性，降低耐药性可起到积极的作用。

---

[1] 中华医学会精神科分会. CCMD-3 中国精神障碍分类与诊断标准[M]. 济南：山东科学技术出版社, 2001.
[2] 蔡叶佩. 影响老年精神病患者用药安全的因素及对策[C]// 2011 年浙江省医学会精神病学分会老年精神障碍学组学术会议. 0.

三、精神障碍患者用药过程中应注意些什么？

抗精神病药物治疗能够有效地预防疾病的复发，有些患者家属认为病好了或服药后出现不适就擅自中断服药，这是不可取的。要在家属的监管下，将药物交到患者手中，严格遵医嘱按时、按量服药，并亲眼看着患者服下，严防藏药。切忌自行购买抗精神病药物或自行加减药量，对于自知力恢复并主动配合治疗的患者，征得医生的意见后，方可试着将少量药物交给患者自行按医嘱服药，家属要监督患者服药情况。

服用抗精神病药物会出现一些不良反应，如：身体僵硬、流口水、便秘、乏力、白细胞减少、肝功能异常、肺脏损害、心脏功能异常等等，因此在服药期间要密切观察病情变化，按照医生要求定期到医院检查，以便妥善处理因服药导致的问题，避免造成身体不可逆的损害。

四、出现了药物不良反应怎样去应对？

服用精神病药物期间常见的不良反应有：

1. 椎体外系反应。表现为肢体僵硬、动作减少、震颤、坐立不安、流口水、吞咽困难、颈部强直、眼球上翻等，通常服用盐酸苯海索（安坦）每天 2 次，每次 1~2 片可缓解症状，严重者应请专科医生处理。

2. 乏力、贪睡。少数患者服药后全身无力，睡眠过多，甚至每天睡十几个小时不醒。这是一些抗精神病药物过度镇静作用所致，在这期间切忌驾驶车辆或操作机械，必要时在医生的指导下适当调整剂量或更换为镇静作用小的药物。

3. 内分泌失调。有的患者服用某些抗精神病药物后可出现肥胖、月经失调、阳痿、乳汁分泌等不良反应，一般减药后即会消失，不会造成严重后果。但需向患者说明，消除其思想顾虑。

4. 心悸、口干、便秘等。通常情况下这些不良反应不严重，无需特殊处理。若心跳过快（每分钟 100 次以上）可服用 β 受体阻滞剂（如心得安）；便秘者可口服缓泻、润肠药物对症治疗，并且注意多吃水果、蔬菜[1]。

---

[1] 肖逸丽，王汉光，高镇松，等. 213 例抗精神病药物不良反应分析[J]. 中国医院药学杂志, 2016(11):930-932.

五、为什么老年人更易发生药物不良反应?

"是药三分毒",药物治病,也能"致病"。老年人尤其要注意药物不良反应,正确认识药物的利弊,选择正确的药物,给予正确剂量,在正确的时间,用正确的方式用药,才能保证药物的合理。

1. 老年人内脏的功能减退,即使有些药物仍按常规用药的剂量、间隔时间应用,但在老年人身上会增加药物不良反应。老年人最大血药浓度比青年人平均高 70%,药物对老年人抑制呼吸的作用增强,易导致不良反应。

2. 老年人的器官和各大系统的功能减退,免疫功能和维持机体内环境平衡稳定的能力下降,致使对各种生理变化的调节功能下降,代偿能力下降,恢复速度减慢,对药物反应性和应变能力减弱。

3. 老年人对药物的敏感性改变。

4. 老年人通常患有多种疾病,常采用数种药物治疗,导致药物间的相互作用,大大增加了引发药物不良反应的概率。研究表明,老年人出现药物不良反应的概率为青年人的 2~7 倍。

六、老年患者如何防止药物不良反应?

1. 适宜的剂量。从小剂量开始,视病情需要,酌情增加剂量,以小剂量达到药物治疗的最佳效果。

2. 减少用药种类。老年患者往往患有多种疾病,同时服用多种药物,药物合用时会产生药物间相互作用,影响疗效甚至产生不良反应,所以在单一用药能产生较好的疗效时不要联合用药。

3. 切勿擅自停药、换药。每种药物有其适应证和禁忌证,并非都适用于自己,不正确的自我药疗不但不能缓解症状还可能加重病情。停药、换药都必须在医生的指导下进行。

4. 注意药物的不良反应。对首次服用的药物特别需要注意,如用药后出现不适症状,应立即停药,去医院就诊听取医生建议,避免出现更严重的状况。

5. 监护用药。老年患者有时记忆力减退,或者自理能力变差,这是造成药物不良反应的潜在危险因素。

七、精神障碍患者的用药剂量如何把握？

精神药物治疗一般先从小剂量（起始量）开始，逐渐增加剂量直至治疗量，巩固治疗一段时间后，逐渐减至维持量，然后再慢慢停药。药物的开始服用和停止服用都要慢慢进行，切不可骤用骤停，以免增加不良反应的发生。

精神药物治疗剂量的个体化差异也很大，一般而言，药物的治疗剂量应个体化，决定适宜治疗剂量的最重要因素是：同时满足药物的安全性和有效性。最佳剂量一般是指能够获得最佳疗效而不良反应最小的剂量。

八、出现用药过量如何防范？

精神药物有可能被患者大量顿服以致中毒，也有可能因为使用不当而中毒。大多数精神科药物中毒，只要发现得早，抢救及时，一般都能转危为安。患者用药过量中毒时往往处于意识模糊或昏迷状态，不能诉述病史，或不愿讲明情况，有时陪送人员也不了解，或知之甚少。无论如何，我们应该向第一发现患者异常情况的人尽可能了解现场情况，尽可能搞清楚所服药物的品种及剂量，并立即将患者安置到抢救室进行抢救。

虽然各种精神药物过量（中毒）症状各有其特点，但是在抢救时的处理流程大致相同。

1．促进毒物排泄。
2．建立静脉通道并保持通畅。
3．保持呼吸道通畅。
4．准备该类药物中毒的急救药物和器械。
5．症状缓解后仍需密切观察 2~3 日，以防"回跳"现象。

九、患者用药不依从怎么办？

服药依从性是指患者对医嘱及相关指导的服从或遵守，并产生相应的有效作用，是药物治疗评价指标之一，在精神障碍患者的治疗过程中是影响药物疗效的重要因素。大多数精神病患者病程迁延，易复发，需要持续规则的药物治疗以控制症状和预防复发。

提高用药依从性的方法有：

1．加强精神卫生及药物知识教育，使患者认识到疾病的预后与维持治疗的关系，让患者真正认识维持治疗的重要性。

2．加强自知力教育，促使其自知力恢复，当患者认识到自己患病时，才能主动配合治疗。

3．加强人生观的教育，树立生活信心。进行人生观教育可增强患者生活自信心及对治疗的积极性与主动性，提高患者对自身健康的维护能力。

十、精神障碍患者停药会复发吗？

根据有关文献表明：精神障碍患者病情缓解后停药，70%病例在1~2年内复发，继续用药维持治疗的病例则可使70%病例不复发；抗精神障碍药物是一类特殊药物，精神科患者多数需要长期维持用药以控制病情或预防复发。精神病患者因各种原因拒服药物，导致疾病复发。既给患者增加身体上的痛苦，也给家庭和社会增加经济上的负担，增加社会不稳定因素。

本篇作者简介

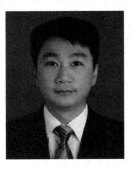

谭红阳

● 上海市浦东新区精神卫生中心暨同济大学附属精神卫生中心（筹）

● 副主任药师；临床药师；从事临床药学工作 23 年

● 从事精神药理学相关临床、教学及研究工作，研究方向为临床精神药理学

● 主持完成上海市市级课题一项"临床药师对双相抑郁药物治疗方案的优化干预"，发表核心期刊医学论文 12 篇，主编/参编《临床药物治疗学》等 4 部

精神康复的重要性

随着医学模式的转变及健康理念的不断完善,精神疾病的治疗目标不仅仅是缓解症状、降低复发率,更重要的是促进个体在躯体、心理、社会功能诸多方面达到良好状态,即注重患者生活质量的改善。目前国内大多精神疾病患者还处在封闭或半封闭式管理和医药治疗模式为主的基础治疗状态中。药物治疗虽能控制疾病症状,但不能对患者造成的家庭、社会的脱离、社会功能受损起到完全康复作用。由此导致患者自我概念水平降低,自尊缺乏,对生活失去信心,进而严重影响患者生活质量和康复效果。因此精神康复就显得尤其重要。

精神疾病是严重的心理障碍,患者的认知、情感、意志、动作行为等精神活动出现持续、严重的异常,患者的社会生活、个人生活能力受到严重损害。据最新研究报告,中国大约 1.73 亿人有精神障碍,包括焦虑、抑郁和强迫症等症状,而精神分裂症、分裂情感性精神病、偏执性精神病、双相情感障碍等重性精神病患者人数超 1600 万人。近年来精神障碍的发病率总体呈上升趋势, 15 岁以上人口中重性精神病患者总数约有 1600 万人, 15 岁以下各类精神疾病患者约有 3000 万人[1]。

一、什么是精神康复?

精神康复是康复医学中的一个重要组成部分。躯体的康复在于恢复身体上不同器官的功能,如使盲人复明、聋者恢复听力、肢体瘫痪者恢复行走功能等;而精神康复则是通过生物、社会、心理的各种方法,使由于精神残疾所导致的社会功能缺损得以恢复,称之为精神康复。也就是促进在社区中生活、学习和工作所必需的躯体、情绪和智力方面的技能[2]。促进个体恢复在社区中独立机能的最佳水平的过程,让患者尽快重返社会生活。

---

[1] 苏莉. 我国精神疾病流行病学调查研究概况[J]. 内科, 2010, 005(004):416-419.

[2] 杨甫德, 崔勇. 精神康复[M]. 北京: 人民卫生出版社, 2016.

二、为什么要精神康复?

（一）精神障碍高患病率

1. 以阿尔茨海默病为例，全球目前阿尔茨海默病患者已达到 2400 万人，到 2050 年预计接近 1.15 亿，呈逐年增长趋势。而在我国，目前阿尔茨海默病患者高达 1460 万，位居世界第一[1]。

2. 根据 2017 年国家卫生计生委疾病预防控制局公布的、由北京大学第六医院黄悦勤教授负责的"中国精神障碍疾病负担和服务利用研究"项目的主要调查结果显示，我国心境障碍患病率为 4.06%。

（二）精神障碍高疾病负担

1. 2020 年有 6 种精神疾病将进入前 20 种主要疾病行列，它们将上升至我国疾病总负担的 1/4。

2. 全国每年用于治疗精神分裂症的费用高达 3.38 亿元，造成的间接经济负担 107.9 亿元。

3. 我国 AD 患者年人均花费为 19144.36 元。造成社会经济负担总额达 1677.4 亿元[2]。

4. 据 2010 年全球疾病负担调查结果显示，心境障碍是首要的慢性疾病负担，同时也是自杀和缺血性心脏病的主要影响因素，严重影响患者的心身健康，对其家庭和社会带来巨大的精神压力及经济负担。

（三）高肇事肇祸率

精神障碍患者的暴力犯罪行为越来越受到社会的重视，不仅给家庭带来沉重负担，而且给社会带来巨大的不稳定，已成为突出的公共卫生问题和社会问题。

（四）低治愈率、高致残率

1. 以精神分裂症为例，研究结果显示，抗精神病药物是治疗精神

---

[1] Silverberg, Nina, Elliott, et al. NIA commentary on the NIA-AA Research Framework: Towards a biological definition of Alzheimer's disease[J]. Alzheimer's & Dementia the Journal of the Alzheimer's Association, 2018.
[2] Silverberg, Nina, Elliott, et al. NIA commentary on the NIA-AA Research Framework: Towards a biological definition of Alzheimer's disease[J]. Alzheimer's & Dementia the Journal of the Alzheimer's Association, 2018.

分裂症的基础，但对顽固性、耐药性、慢性精神分裂症患者，单用药物治疗往往效果不佳。仅 13.5%的精神分裂症患者达到了临床与社会领域的康复标准，且多年来该结果并未改善。

2. 国内外研究结果表明，常见的抑郁症残留症状包括睡眠障碍、疲乏、躯体症状和认知功能障碍等。国内一项单中心调查显示，在经抗抑郁治疗 12 周以上部分有效的抑郁症患者中，49%的患者有残留症状，其中睡眠不深位列第 4 位（约占 45%）。

三、法律对精神康复如何规定的？

1. 随着精神障碍越来越受到普通人群和国家的重视，《中华人民共和国精神卫生法》已于 2013 年 5 月 1 日起正式实施。

2. 该法第四章的第五十四到五十九条分别对各级机构提出要求：

（1）医疗机构应当为在家居住的严重精神障碍患者提供精神科基本药物维持治疗，并为社区康复机构提供有关精神障碍康复的技术指导和支持。

（2）社区卫生服务机构、乡镇卫生院、村卫生室应当建立严重精神障碍患者的健康档案，对在家居住的严重精神障碍患者进行定期随访，指导患者服药和开展康复训练，并对患者的监护人进行精神卫生知识和看护知识的培训。

（3）社区康复机构应当为需要康复的精神障碍患者提供场所和条件，对患者进行生活自理能力和社会适应能力等方面的康复训练。

（4）村民委员会、居民委员会应当为生活困难的精神障碍患者家庭提供帮助，并向所在地乡镇人民政府或者街道办事处以及县级人民政府有关部门反映患者及其家庭的情况和要求，帮助其解决实际困难，为患者融入社会创造条件。

（5）精神障碍患者的监护人应当协助患者进行生活自理能力和社会适应能力等方面的康复训练等要求。

四、为什么要精神康复护理呢？

通过各项康复护理措施，使患者丧失的社会功能得以最大程度的恢复；使精神残疾程度降至最低；以及使其患病后留有的社会功能得以最大程度的发挥。通常首发患者是保持功能；复发患者是提高功能；慢性患者是改善功能。

五、精神康复护理的原则是什么？

1. 通过康复训练使患者偏低的精神潜力得以最大限度的发挥。
2. 实施早期性、连续性和终年性的康复护理。
3. 实施渐进性、全面性和综合性的康复护理。
4. 融教育者角色、照顾者角色、治疗者角色于康复护理活动中。

六、精神康复护理的特点是什么？

1. 康复护理的内容多重性。
2. 康复护理措施丰富多样性。
3. 康复护理效果的取得重在服务对象的努力。
4. 康复护理可体现护理工作救死扶伤之职责。

七、精神康复疗法有哪些？

（一）艺术心理疗法

1. 目的和意义。以艺术的形式，学习、认识、表达自身情绪，转化情绪出口，减轻痛苦；通过艺术观赏引导改变意象知觉体验，再从艺术的创作及表演中，增进自信，探索自我，改变审视问题的角度和观点，进而改善社会功能。

2. 分期。

（1）第一期：气氛营造期（第1～5次）。主要课程为文学作品导读。由治疗师带动患者朗诵诗歌，阅读散文和小说。以艺术文化的渲染对文学内容产生共鸣，以被动接受的方式降低恐惧感，通过观察文学作品中表达情绪的方式，潜移默化地抒发自身情绪，锻炼语言能力，改善社交认知功能。

（2）第二期：艺术观赏期（第6～10次）。主要课程为戏剧、曲艺及艺术作品、名人名画、现代设计等赏析。由治疗师对艺术素材作文化讲解，引导患者进入情景，在观看与欣赏中，体验艺术中不同的情绪，在过程中不自觉地体会人生起伏，对自己的疾病应该坦然面对和接受。

（3）第三期：活动参与期（第11～20次）。主要课程为书法、漫画、设计拼图、泥塑、工艺造型等。由治疗师引导患者独立创作，消除对艺术以及表达自我的不安，使患者将意识聚焦在创作本身，建立大脑—身体之间的表达通路，有效抒发、减轻内心以及身体的痛苦，增强抵抗疾病的信心和勇气，提高患者治疗依从性。

（4）第四期：艺术创作期（第21～30次）。主要课程为观摩音乐剧和影视，动漫人物模仿秀，舞蹈编排和表演等。由治疗师选择合适的题材，组织患者调动全身来进行创作。通过音乐唤起记忆及情感，将内心深处的抽象感受进行表达与释放，用艺术打开心灵的大门，自我探索，与自己达成和解，进而得到成长。

（二）内观心理疗法

1. 目的和意义。通过经历"集中内省"的特定程序及深刻自我反省，体察从别人那里得到的恩惠和给别人带来的麻烦，从中认识自己内心的不足与缺陷，获得对别人价值的肯定，再抱有对他人的感谢回报之情，从而激发内心的深情，提升自己心灵的纯洁和人格的完善，以达自我精神修养或者治疗精神障碍的目的。

2. 治疗流程。

（1）遵循原则：

①以人物为对象：从母亲开始，依次进行父亲、祖父母、兄弟、姐妹、配偶、子女、同事、朋友等，针对身边的每一个人进行回顾。一个循环后又回到自己对于母亲的主题。

②回顾次序：按年代顺序，从幼年时代一直持续至今。

③内观时间的分配比率：他人对我的恩惠（为我做了什么？20%）；我对他人的回报？（20%）；我给他人添了什么麻烦？（60%）。

④内观主题：包括生活中经历的快乐或是烦恼的点滴事情，每一个主题都要严格质问站在对方的立场去看，自己有没有过失。

⑤治疗性晤谈：每次时间为2~3分钟，由督导师与按照内观者所

反省的各方向加以询问,针对其暴露的心理问题,加以适当的心理疏导,并针对下一阶段的内观提出指导和建议。

⑥每周活动:不超过一次,以阅读书籍、聆听音乐或观看纪录影片等形式,内容与成长经历、家庭伦理、都市生活及励志相关。

⑦疗程结束,指导患者写一篇治疗心得,组内交流体会。

（2）治疗分期

①治疗课程:

第1次内观,人物为母亲–回顾时间–幼年期（学龄前）;

第2次内观,人物为母亲–回顾时间–儿童期（小学阶段）;

第3次内观,人物为母亲–回顾时间–青少年期（中学阶段）;

第4次内观,人物为母亲–回顾时间–成年期（18周岁以后）;

第5次,集体阅读书籍、聆听音乐观看纪录影片。

②分期要求:5次治疗为一期,循环往复。第二期始更替人物,回顾时间表依此类推。

（三）作业疗法

1．目的和意义。通过利用各种材料、工具及器械,进行系统的、有计划的生产性作业（即多样性操作）,以达到调整患者心理状态,消除恶劣心境,转移病态注意力,增强社会的适应能力。在实施前我们会按照流程,根据患者的年龄、性别、兴趣、病情特点等制定不同分期的不同课程。

2．分期。

（1）第一期:作业了解期（第1～5次）。主要是讲解作业活动的意义、目的、制作方法和步骤。进行制作工具使用的安全教育。让新进患者欣赏之前患者的作品,实地参观工作坊环境,加深他们的感性认识,为患者建立起配合活动完成的信心。

（2）第二期:初期制作期（第6～30次）。主要是由易到难地指导患者进入初期制作,拼接完成作业的各个部分。鼓励患者主动学习和求教,以增强主观能动性和行为能力。

（3）第三期:后期制作期（第31～55次）。主要是按照各课程的操作流程指导患者进入后期制作,帮助患者解决难点,逐步完成作业。

以增强患者的自我约束力和正性意志力。

（4）第四期：作品完成期（第56～60次）。分享成品或成果。帮助患者分析活动过程中的自我进步。口头或书面交流体会。

（四）森田心理疗法

1. 目的和意义。通过顺其自然即接受和服从事物运行的客观法则的主导，让患者的注意力从固着病态症状逐步转向现实生活，最终打破"精神交互作用"，扭转"情绪本位"的心理状态，发扬朴素的情感，克服理想主义的情感，以达到精神康复、回归社会的目标。

2. 分期。

（1）第一期：静心期（第1～5次）。让患者保持安静，解除心身疲劳，阅读哲理和励志的散文、古诗、小说等。指导患者静身养心，正视烦恼，面对现实。从根本上解除患者精神上的烦恼和痛苦，调整身心疲劳，让患者任其自然地安静修养，通过情感的变化规律使烦恼和痛苦自然消失。

（2）第二期：轻作业期（第6～10次）。手工制作及打扫卫生等。指导患者以观察周围环境和他人的活动，调动主观能动性，打破情绪本位，引导患者将病态注意力转向作业活动(即生活实践)，体验治疗过程，恢复精神上的自发性活动。

（3）第三期：重作业期（第11～20次）。安排重型作业内容，如音乐舞蹈、体育游戏、健身拳操、适量劳动等。指导患者参与各项作业，培养患者对作业的持久力和忍耐力，在期待心身自发活动的过程中，获得主观体验，激发对工作的兴趣，体会对成绩的愉快感。

（4）第四期：社会适应训练期（第21～30次）。安排模拟社会与生活适应功能训练，如人际关系、家政理财、社交礼仪等。指导患者恢复对生活的追求，培养患者对环境适应能力的主动性和协调性，实现"目的本位"的行动目标。体验和发扬朴素的情感以克服理想主义的情感。疗程结束，指导患者写一篇治疗心得，组内交流体会。

（五）音乐疗法

1. 目的和意义。通过音乐的疏泄原理，缓解患者的负性情绪，改善恶劣心境和自卑心理，唤起对现实生活的感知和热情；克服退缩和逃避生活的行为；在音乐联想过程中，促进患者的自我剖析，转移病态注意力，削弱攻击行为；利用音乐的特性和记忆训练，提高精神发育迟滞患者的记忆和改善行为的控制能力。

2．分期。

（1）第一期：适应期（第1～10次）。主要课程以开展各类音乐启发式活动为主。如学习分辨乐器与节奏，学唱歌曲等，以提高患者集中注意力的能力；增强患者的记忆功能和反应能力，增加灵敏度；了解患者的心理特征及对音乐的兴趣和要求。

（2）第二期：被动接受期（第11～20次）。主要课程以音乐聆听、回忆和联想为主。选择适合治疗的音乐，或由治疗师提示一个或两个单词，让患者说出含有该单词的一首歌。指导患者转移思想、放松肢体、舒缓情绪和调适心境，克服逃避心理，改善淡漠退缩。

（3）第三期：主动参与期（第21～40次）。主要课程以音乐互动为主。开展音乐伴运动、音乐伴游戏、音乐伴舞蹈、音乐伴创作的团队形式的活动。指导患者挖掘自己的潜力，展现才能，增强自信和活力。提高对生活的情趣，消除攻击性行为，提高自控能力。

（4）第四期：交流期（第41～60次）。主要课程以音乐感悟为主，围绕音乐的主题编排节目（合唱、演奏，排练、汇演），组织患者参加表演等，指导其通过活动过程进行自我分析和交流心得。和谐人际关系，提高社会适应能力。

（六）绘画疗法

1．目的和意义。让患者以绘画的表现形式，释放压抑的情感，适当地处理情绪冲突危机，缓解精神症状的困扰；治疗师从患者绘制的图案中，可以更清晰地洞察其潜在的内心世界，发掘患者焦点问题，为临床的疾病治疗提供有效依据。

2．分期。

（1）第一期，兴趣引导期（第1～5次）。主要课程为讲解绘画的意义，绘画工具和材料的应用和绘画活动中的注意事项。选择各种较为简单的线型图案让患者临摹，鼓励患者静下心来，集中注意力，克服药物不良反应并提高合作程度。

（2）第二期，拓展学习期（第6～10次）。主要课程为图案添加。给予不完整的图画，让患者经记忆或想象，补全空缺的部分。因势利导地发挥患者主观能动性，挖掘其潜力，并活跃思维和促进大脑功能的修复。

（3）第三期，绘画实践期（第11～20次）。主要课程为启发患者以绘画形式，描绘自己记忆中的家，亲人、物或与经历事件相关的元素。开展组内交流，组员分享。指导患者解释自作画的含义，增强患者记忆力，促进和改善患者的功能衰退。

（4）第四期，绘画创意期（第21～30次）。主要课程为随性绘画。选择一个题材，讲解课程，让患者紧扣主题，根据自己的憧憬和希望随意作画。鼓励患者充分表达内心思想与情感，团队成员互相分享作品，增加正能量。

除了上述精神康复心理疗法之外，还有一些其他的精神康复疗法，如生物反馈疗法、重复经颅磁刺激（rTMS）、无抽搐电休克（MECT），等等[1]。

八、什么是精神康复新理念？

（一）心理社会康复与复原

1．康复。促进在社区中生活、学习和工作所必需的躯体、情绪和智力方面的技能；促进个体恢复在社区中独立机能的最佳水平的过程。

2．复原。超越症状、精神残疾和社会障碍的一个更广泛的概念。即改变人的态度、价值观、情感、目标、技能和角色的一个非常个人的、独特的过程。

3．康复包括。

（1）心理康复：客观对待疾病，提高心理承受能力，纠正性格缺陷。

（2）社会康复：提高社会技能。

（3）职业康复：技能培训、就业咨询等。

---

[1] 杨甫德, 崔勇. 精神康复[M]. 北京：人民卫生出版社, 2016.

（二）康复服务努力方向

1．医院社区一体化，建立连续全程的服务。

2．医疗服务向社会服务延伸，实现全面服务。

3．从关注诊疗延伸到前期预防及后期全面的社会功能康复。

4．多学科参与体现团队服务。

5．以患者需求为导向，实现真正意义上的"人性化、个体化"的服务。

6．全程干预服务：

全程，服务场所不仅仅在医院内部，还要向社区扩展。

全面，服务对象不仅仅包括患者还有家属，治疗措施不仅仅包括药物治疗还要包括社会功能的恢复。

连续，专人负责联系，并提供相应的服务。

九、目前社区精神康复主要内容有哪些？

就笔者所在的中心而言，目前开展的社区康复包括社区患者随访、阳光心园、出院患者个案管理、家属护理教育等[1]。

以个案管理为例，为一名出院患者建立一个个案管理档案，先制订一个为期 6 个月的康复计划，此计划每 3 个月评估 1 次。6 个月后根据每 3 个月的康复效果评估结果，制订接下去 6 个月的康复计划，一个个案以两年为一个期限。康复计划一般由浅入深、循序渐进、逐步提高。比如坚持服药培训—所承担的家庭责任—走出家门参与社区活动—对自己提出学习目标为今后做储备、学习新的技能。此档案以个体为单位，有明确的时间节点，更具体，更具有针对性和可操作性。

十、为什么要把坚持服药培训放在第一步康复计划中？

因为相当一部分出院患者会自行减药或中断用药。一般来说，慢性病患者都能遵医嘱服药，甚至比医生要求的还到位，而精神科患者不能自觉遵守医嘱服药，主要影响因素还是在于患者及其家属对于疾病以及

---

[1] 鱼哲贤. 社区精神康复中心的发展策略研究[D]. 2019.

药物的认知不足。

1. 心境障碍患者因年龄、性别不同，以及疾病严重程度不同，往往在治疗方式上有区别。如：轻度的心境障碍问题初始治疗通常以心理治疗为主；中、重度的以药物治疗为主，两者是相辅相成的。但部分患者往往不能正确认识疾病的特点和阶段，觉得只要心理治疗即可而不愿遵医嘱服药，或觉得服用药物才是最重要的，甚至不遵医嘱过量服药。

2. 对精神科药物认知存在误区。如觉得药物服用后容易"变傻"，治疗精神疾病的药物会"上瘾"，症状缓解了就是治愈了，不想因为服用精神科药物而被认为是精神病患者等，导致不遵医嘱服药；有些患者在病情稍有好转时，认知上放大了药物不良反应，忽视药物对症状控制和稳定情绪的作用。

所以，坚持药物治疗是精神康复的第一步。第一步走好，接下来的康复之路才会越走越顺利。

本篇作者简介

俞玮

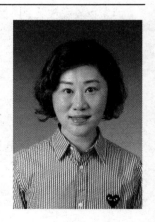

- 上海市浦东新区精神卫生中心暨同济大学附属精神卫生中心（筹）
- 副主任护师，康复科护士长
- 从事精神科护理30年余，主持完成上海市卫健委及浦东新区科委科研项目，发表论文数十篇，获得实用新型专利、获首届上海市医学科普能力大奖赛一等奖。熟练掌握精神科康复护理理论知识及相关技能

毒品与精神障碍

近年来我国毒品滥用的问题日趋严重，临床上经常会碰到使用毒品之后导致各种精神障碍的患者。目前毒品种类呈多元化，由传统毒品逐步的向新型毒品转变，严重影响人们的身心健康，引发各种的社会问题。

一、精神活性物质在生活中的危害到底是什么？

临床上比较常见的是精神活性物质致精神障碍。曾有一个案例：一个母亲带着儿子进入诊室。儿子骨瘦如柴，面色苍白。据其母亲反映，患者出现了精神问题，整天不睡觉，在家自言自语，疑神疑鬼，认为家里人要害他，为此不肯吃饭喝水，经常对着父母乱发脾气，胡言乱语说外面有人跟踪他，监视他，甚至要拿着刀出去拼命。

我们反复追问病史，发现患者有近十年的断续吸毒史。因家庭条件相对富裕，在外经常吃喝玩乐，在好奇心和同伴的唆使下染上的毒瘾。刚开始吸食海洛因，曾多次尝试戒毒，但收效甚微，出来后又复吸。近两年来开始吸食冰毒，剂量也逐步增大，目前出现了明显的精神病性症状。

根据患者的目前情况，医生诊断为"精神活性物质所致精神障碍"，给予相应的对症治疗，现患者正逐步恢复中[1]。

二、精神活性物质到底是什么呢？

精神活性物质又叫成瘾物质，是指能够影响人类心境、情绪、行为，改变意识状态，具有依赖潜力的一类化学物质，人们使用这些物质的目的是获得这些物质引起的特征心理、生理作用。

---

[1] King L A , Kicman A T . A brief history of psychoactive substances[J]. Drug Testing and Analysis, 2011, 3(7-8):401-403.

三、哪些物品属于精神活性物质?

是的。精神活性物质有很多分类。阿片类:包括吗啡、可待因、海洛因、哌替啶、美沙酮等;中枢神经系统兴奋剂:包括可卡因、甲基苯丙胺(冰毒)、摇头丸;大麻类;中枢神经系统抑制剂:巴比妥类、氯胺酮(K粉)、酒精等;致幻剂;挥发性有机溶剂;烟草类。在这些物质中有些是可以在商店、超市买到,如烟酒;有的可以在医院或药店买到,称为处方药;有的属于非法物质,俗称毒品,如鸦片、海洛因、冰毒、大麻、摇头丸、K粉等,它们在舞会、酒吧、俱乐部等场所被非法使用,所以又称为俱乐部药物。还有麻醉药品和精神药品,如果使用不当也会对人造成极大的危害。

四、成瘾物质依赖是什么概念呢?

这是指反复使用成瘾物质引起的人体心理和生理上的依赖状态,它表现为一组认知、行为和生理症状群,尽管自己明白使用成瘾物质带来的明显问题,但仍继续使用,导致耐药性增加、戒断症状、强制性觅药行为。

依赖包括心理依赖和躯体依赖。躯体依赖又称生理依赖,是由于长期用药造成的病理性适应状态,表现为耐受性增加和戒断症状。心理依赖又称精神依赖,俗称心瘾或渴求感,是吸食者使用成瘾物质后获得的愉快满足或舒适感,导致精神或心理上的一种主观渴求,有强烈欲望,使其反复用药以获得满足感。

五、依赖是一种每天都离不开它的感觉吗?

是的。但是随着用药时间的延长,会出现耐受性,因为反复使用这些药物以后,机体对它的敏感性下降,继而出现耐受性增加,所以它需要不断地加大用药的剂量,或者改变用药方式,比如说以前是口服或者烫吸的,但是一段时间以后就达不到之前的效果,就改成肌内注射或者静脉注射。

还有一种表现方式是戒断状态,长期使用这些精神活性物质,一旦减少、停止使用或者使用拮抗剂后所出现的特殊心理生理症状群。因为长期用药后机体对药物产生了一种病理性适应状态,机体内需要保持一定的药物水平才能保持正常的生理心理功能,突然停止或减少药物使用就会出现一系列生理心理不适应的症状。

六、什么是戒断反应呢?

有的人会出现一些精神病性症状,临床上比较常见的有幻觉妄想。幻觉包括幻听、幻视、幻味、幻嗅等,常见的妄想就是被害妄想、关系妄想,还有被跟踪体验等,患者会对这些幻觉妄想深信不疑,并且在它的影响下出现紧张恐惧,容易激惹,甚至支配自己的行为,从而出现冲动和暴力现象。比如新闻曾经报道过吸毒后无故从高楼跳下,吸毒后拿刀杀了自己的孩子,杀了自己的父母等等。这些在常人看来都是匪夷所思的行为,其背后是有现实原因的[1]。

七、物质依赖的病因究竟是什么?

物质依赖的原因是错综复杂的,它是社会、心理、生物学等多种因素相互作用的结果。

首先是社会因素,精神活性物质的可获得性决定了使用药物的可能性大小。比如1949年后,我国政府采取了一系列措施禁绝了鸦片,所以鸦片滥用问题在我国基本上得到解决。20世纪80年代随着改革开放,国际贩毒组织利用云南与"金三角"毗邻的地理位置,把中国作为毒品流通的中转站,毒品又开始在我国冒头,吸毒问题日益严重。不过,不同的文化背景和社会环境对不同药物的使用有不同的看法和标准,也会导致不同的情况。如酒精依赖问题就具有明显的地区差异。

家庭因素也影响药物滥用的发生发展,父母离异、家庭成员有药物依赖、父母教育缺乏、受虐待、过分放纵、家庭交流缺乏等都是青少年药物滥用的危险因素。而良好的家庭环境、父母的有效监管、家庭关系和睦等可预防青少年药物滥用。还有,不良的同伴影响和社会压力也是青少年药物滥用的一个重要因素。

---

[1] 陈素青. 影响阿片催促戒断反应的实验条件[J]. 毒理学杂志, 2007, 17(4):75-78.

八、成瘾和心理因素有什么关系呢?

现有研究发现存在成瘾素质,因为很多吸毒者有明显的个性问题,也就是我们平时所说的人格的缺陷,比如说他对外界刺激的耐受性比较差,情绪的调节能力也比较差,容易冲动,追求新奇,缺乏爱心,社会责任感也比较弱,甚至有反社会的倾向。

由于药物的特殊作用,对心理有强化作用,一方面,使用药物后的快感起到正性强化;另一方面,药物能缓解负性情绪,解除戒断反应和其他不良后果,因此需要不断使用药物来对抗,由此产生负性强化。

九、物质依赖和性格、遗传有关系吗?

确实有生物学的因素,不同的个体对药物的敏感性、耐受性存在较大差异。耐受性不同,成瘾性也不同,比如有些人对酒精的耐受性差,那他的成瘾性也相对较小。遗传学研究证实:遗传因素也起一定作用,酒依赖的后代发生同样问题的危险性较大。所以说药物依赖是多种因素相互作用的结果,并不是一个单一的因素决定的。

十、物质依赖者一般有些哪些特征呢?

通常有人格不健全和人格缺陷的表现,如即刻满足、情绪容易冲动,不考虑后果就行动,经受不住失败和挫折,持破罐子破摔的生活态度,缺乏自信与决策能力,自卑感强烈而隐蔽,内心孤独,不会交正常朋友,冷酷、仇恨、缺乏爱心,没有责任感,反社会人格。

十一、目前毒品的种类有哪些呢?

目前的毒品基本可以分为传统毒品和新型毒品,传统毒品我们平时听的最多的就是海洛因,它是属于阿片类的。阿片类药物的非法滥用和依赖(吸毒)在人类历史上历史悠久,1949 年以前我国深受其害,20 世纪 80 年代改革开放后,毒品在我国死灰复燃。到 2019 年年底,我国吸毒人数已经超过 214.8 万。海洛因目前是阿片类物质中成瘾性是最强的，它的滥用后果也非常严重。海洛因其化学名叫二乙酰吗啡，是吗啡的一个衍生物，纯净的海洛因是白色的，有苦味，水溶性也比较大，就是平时人们所说"白粉"或"白面"。目前吸毒者使用的海洛因的纯度约为10%，然而即使这种纯度，它的成瘾性依然很强[1]。

十二、毒品对我们人体有哪些危害呢?

临床上见到最多的就是毒品的急性中毒，因为大剂量使用毒品后可以出现各种各样的情况，包括意识障碍，如昏迷、呼吸的抑制，甚至可以每分钟只有1~2次的呼吸，瞳孔针尖样缩小、口唇指甲青紫发绀、心率减慢、血压下降、肌肉松弛、气道阻塞，呼吸衰竭导致死亡。吸食者在长期使用过程中突然减少或者停用,会出现戒断症状，一般发生在停止吸毒以后8~12小时，36~72个小时达到高峰，这时全身的各个系统都会出现不同的症状。最常见的就是睡眠的障碍，出现入睡困难，感到疲乏但无法入睡，或者屡睡屡醒，睡眠表浅，也可能会睡眠日夜颠倒。第二是各种疼痛，骨痛、关节痛、肌肉酸痛，然后是强烈的渴求感，烦躁不安，心神不定，焦虑得静坐不能，甚至会出现意识障碍、幻觉妄想，甚至自伤自残行为。心血管系统的症状表现为心慌，心率加快，以后出现恶心呕吐，流泪流涕等等。体质差的人，戒断症状相对严重，甚至导致死亡。还会引发很多的并发症，如食欲不振，心功能的下降，身体虚弱，营养不良，抵抗力下降,然后就伴随各种机体的感染和传染病，包括肝炎、梅毒、艾滋病等等。

除了躯体方面的危害,在人格方面也会出现改变，因为海洛因依赖以后吸毒者生活的唯一目标就是海洛因，会不择手段地寻求毒品。日常生活发生改变，昼夜颠倒，夜间用药白天睡觉，进食也很少，整天不见太阳、不工作、不运动，身体会慢慢变得虚弱，性格孤僻懒惰，对什么都不感兴趣，反应迟钝，记忆力也下降。

---

[1] 王昊鹏, 杨静静, 邓小昭,等. 中国大陆吸毒人群 HIV、HBV、HCV 感染状况及其相关因素的 Meta 分析[J]. 中华疾病控制杂志, 2010(04):300-304.

十三、什么是新型的毒品？

新型毒品是相对于传统毒品鸦片、海洛因而言，它是人工化学合成的兴奋剂或致幻剂，它直接作用于人的中枢神经系统，能够让人兴奋，连续使用能使人产生依赖性。大多数的新型毒品是片剂或者粉末，基本上是用口服或者鼻吸比较多，所以它有很强的隐蔽性。

目前在我国流行滥用的冰毒、摇头丸、K 粉等新型毒品大多发生在娱乐场所，所以又被称为"俱乐部毒品""休闲毒品""假日毒品"。 吸食这些新型毒品后会出现幻觉、极度兴奋，从而导致行为失控，容易造成暴力犯罪。它的"娱乐性"假象在很大程度上掩盖了其"毒"的本质，这也是新型毒品蔓延的重要原因。

大多数人对新型毒品的危害性并不了解，不认为是毒品，吸毒甚至成为某些人眼中的一种时尚，朋友拉朋友，源源不断加入这个行列，形成一个圈子，在很多秘密聚会中通宵跳舞，甚至发生集体性行为。这些新型毒品的流行与滥用，将加速包括艾滋病等传染病的传播蔓延，造成严重的公共卫生和社会问题。

十四、酒精算精神活性物质吗？

酒精也属于精神活性物质的一个范畴，所以如果长期使用酒精类物质，而且大剂量的话，也会产生相同的症状和危害。在临床上也经常碰到，长期酒精滥用形成依赖，期间突然停用会出现戒断症状，甚至出现精神病性症状，当然还有人格的改变，所以酒精滥用的后果也是非常严重的。

十五、有些人认为新型毒品成瘾性小，危害不大吗？

这是一个错误的认识，其实新型毒品是具有非常强的成瘾性，它造成的精神依赖和躯体依赖不亚于传统毒品，比如即使用于维持治疗的美沙酮，它在非医疗途径也属于毒品范畴的，同样也会产生依赖性。所以说新型毒品同样具有成瘾性。

十六、新型毒品比传统毒品对身体的伤害要小，这是真的吗？

这也是一个错误的认识。因为新老毒品只是反应快慢不同，对人体的危害性没有差别。实际上，同等剂量的新型毒品比传统毒品毒性和成瘾性更强烈，服用这些毒品会使心跳加快、血压升高、体温急剧上升、心血管功能衰竭，甚至导致死亡。另外，如果连续使用这类毒品，会导致人脑的神经细胞受到严重损伤，甚至退变，导致精神病发作，机体的其他系统功能也都会受到严重的损伤。

十七、毒品可以减肥？

临床上常见一些女性，用毒品来减肥，这是一个非常极端和错误的做法。所有的兴奋剂都有减肥的效果，因为兴奋可以增加身体的消耗，同时抑制食欲，但是你如果长期服用的话就会出现营养不良，消化系统的紊乱，体质下降，同时出现幻觉、妄想、抑郁等其他的精神疾病，所以用吸毒来减肥是非常危险的，千万不要盲目尝试。

十八、我国的戒毒治疗有哪些方式呢？

我国目前的戒毒治疗主要是以强制戒毒为主，因为吸毒毕竟是一个违法行为。第二是自愿戒毒中心，很多省市都有这种机构。第三是美沙酮维持治疗。第四个是社区戒毒。

十九、什么是美沙酮维持治疗？

美沙酮是第二次世界大战期间在德国作为镇痛药被研制和合成的，当时主要用于代替吗啡镇痛。到20世纪40年代发现美沙酮可有效地控制海洛因依赖的戒断症状。50年代，美沙酮被广泛用于阿片类物质依赖的戒毒治疗。美沙酮维持治疗就其本质而言就是替代治疗，与糖尿病、高血压等慢性疾病的治疗一样，需要长期用药。由于美沙酮属予麻醉药品，在有资质的医疗机构由医生处方用于治疗目的时，其性质属于治疗药物，但当其流入黑市交易和用于其他非治疗目的时则属于毒品范畴，所以监管是非常重要的。

二十、美沙酮治疗是属于门诊治疗吗？

目前上海有 149 家戒毒机构，其中美沙酮门诊有 13 家，分别分布于上海市的各个区，浦东新区有三个点坚持全年无休门诊，为需要者提供帮助。如果你的身边发现有阿片类药物依赖者，那就尽可能地劝他去专业机构咨询，让他走出迷途，给自己一个机会，不要再让自己生活在黑暗中，让自己回归到正常家庭生活，回归社会，同时也为社会的安定贡献自己的一份责任，一份力量！

本篇作者简介

严彩英

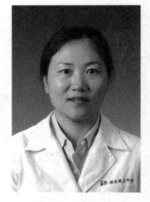

- 上海市浦东新区精神卫生中心暨同济大学附属精神卫生中心（筹）主治医师，心理治疗师
- 2012 年获浦东新区卫生系统"十佳医生"提名奖
- 先后从事内科、精神科临床工作及美沙酮维持治疗工作 20 年，擅长精神分裂症、双相情感障碍、器质性精神障碍、精神活性物质所致精神障碍等各类精神科常见病、多发病的诊治，对美沙酮维持治疗具有丰富的临床经验

更年期失眠

更年期是女性不可回避的人生阶段,而失眠是该阶段最常见症状之一,给女性带来了极大的痛苦,如何在更年期拥有甜美的睡眠成为较多女性关心的问题。

一、什么是更年期失眠?

更年期又称为围绝经期,是指女性从卵巢功能衰退至老年前期的一个过渡时期。大多数女性的更年期出现在 45~55 岁,持续的时间不同,短则 1~2 年,长则 10 年以上。在这个时期女性发生的睡眠障碍统称为更年期失眠。临床表现为睡眠不真实或质量差、晚上难以入睡、睡觉浅梦多、白天特别困等。可有一些伴随症状如:出汗、烦躁、易怒、焦虑、抑郁等,严重影响女性更年期的生活质量[1]。

二、更年期失眠发病率有多少?

在绝经前后,女性的睡眠问题高于一生中其他任何时期。有文献报道,失眠在更年期妇女中发生率高达 53%。失眠严重影响了更年期女性的身心健康及生活质量,能否顺利渡过这一时期,解决好睡眠问题,至关重要[2]。

三、更年期反复失眠会带来哪些后果?

人类有近 1/3 的时间是在睡眠中度过的,长期遭受失眠困扰可导致更年期患者产生恐惧心理,或焦虑、抑郁等情绪障碍,还容易发生

---

[1] 杜云鹏. 中医针灸辅助治疗妇女更年期失眠效果分析[J]. 中外女性健康研究, 2018(7):122-123.
[2] 杜云鹏. 中医针灸辅助治疗妇女更年期失眠效果分析[J]. 中外女性健康研究, 2018(7):122-123.

较多躯体症状，如头晕、头痛、心悸、乏力等；诱发内科疾病，如更年期妇女冠心病等；情况严重时还会逻辑推理能力障碍、认知功能减退等。

四、为何会出现更年期失眠?

现代医学认为，更年期，女性的卵巢功能逐渐衰退，雌激素水平下降，下丘脑—垂体失去雌激素的反馈调节作用，使促性腺激素分泌亢进，神经递质分泌紊乱。5-羟色胺在睡眠与觉醒转换中具有重要作用，有临床研究证实，更年期妇女容易发生急躁、易怒、心神不宁，以及失眠多梦等症状与血清5-羟色胺含量存在直接的联系。此外，进入更年期后，随着雌激素分泌逐渐减少，血管内环境平衡也随之失衡，容易出现血管舒缩失调症状，如手足发凉、心慌心悸、潮热出汗等，这些症状往往会导致夜间觉醒，睡眠中断，从而影响睡眠质量。

此外，慢性疾病、情绪障碍、工作压力、婚姻状况、家庭关系、邻里关系、收入、文化程度等社会因素也会导致女性更年期失眠的发生。

因此，更年期失眠的发生和这个时期女性的生理、心理特点及所处社会环境密切相关，片面地把更年期失眠归于女性"作"，这是不正确的。

五、什么样的女性更容易出现更年期失眠?

1. 敏感好胜。喜欢拿自己与别人进行对比，对他人的评价非常敏感，情绪波动起伏较大。

2. 完美主义。做事认真细致、考虑周全、过度追求完美。

3. 封闭防御。性格内向、孤僻、不善于表达，不喜欢与外面世界接触，也不想与人沟通。

4. 家庭角色偏差。家庭地位低、夫妻关系不融洽、家人不理解。

六、中医如何认识更年期失眠?

中医古籍对此病无专篇记载，多散见于"不寐""百合病""脏躁"

等病证中。现代中医将其归于"绝经前后诸证"，亦称"更年期综合征"，失眠是其中最常见的病症[1]。

《素问•上古天真论》云："女子……七七任脉虚，太冲脉衰少，天癸竭，地道不通，故形坏而无子也。"即处于更年期生理阶段，女性的冲任功能逐渐减退，月经将竭，肾中元阴元阳减少，阴阳失调，这是女性更年期疾病发生的内在原因。这个时期女性因肾气渐衰，冲任脉虚，或见心火上炎，心肾不交，难以维持人体水火之平衡，常易出现心悸失眠、烦躁易怒、烘热汗出等症。此外，素体虚弱、七情、劳倦、饮食所伤、久病及外伤等也可作为病因引发围绝经期失眠。其病位以肝肾为主，其本为肝肾阴亏，其标为肝阳、心阳亢奋[2]。

七、更年期失眠如何诊断？

更年期失眠的诊断标准主要参考围绝经期综合征及失眠症的诊断标准。

1. 以失眠为主诉，表现夜里不容易入睡，浅眠多梦，夜间容易醒，醒后难以再次入睡，白天乏力困倦等。

2. 有日夜过分关注失眠及失眠后果的想法。

3. 因失眠而出现精神上的苦恼或社会功能、社会活动受损。

4. 上述症状一周最少发生 3 次，持续时间至少有 1 个月。

5. 匹兹堡睡眠质量指数（PSQI）总分＞7 分。

6. 发病时间在绝经期前后，伴有月经紊乱或停闭、性欲减退、骨质疏松、潮热出汗等相关症状。

八、更年期如何拥有甜美的睡眠？

1. 摆正心态。女性对于"更年期"要有正确认识，摆正心态，明白更年期是人人必然的经历，但并非人皆得病，避免过度害怕、恐慌。

---

[1] 曾英. 坤泰胶囊治疗女性更年期失眠且伴有焦虑及抑郁的临床价值研究[J]. 实用妇科内分泌杂志:电子版, 2018.

[2] 陈陵芳, 邓晴, 晏峻峰. 近 10 年《素问•上古天真论》相关研究知识图谱分析[J]. 中医杂志, 2017, 58(23):2054-2058.

2. 情绪管理。处于更年期的女性易出现各种情绪障碍，如烦躁、易怒、紧张、焦虑等，这里推荐两个比较常用的调节情绪的方法。

（1）呼吸放松法（心理学上比较常用的方法）：体位不限，让心静下来，用鼻孔慢慢吸气，想象"气从口腔顺着气管进入腹部"，腹部随着吸入的气不断增加，慢慢地鼓起来，吸足气后，稍微屏息一下，然后用口和鼻将气从腹中慢慢地吐出，腹部慢慢地瘪下去，然后睁眼，恢复原状，可连续做2~3次，可起到明显的放松作用。

（2）放松功（中医常用方法）：放松功是气功的基本功法，具有很好的"调身、调息、调心"作用。包含三线放松功、分段放松功、局部放松功等静功，和拍打放松法等动功。临床上用的比较多的是三线放松功，简单易学。操作要点：坐位、站位、卧位都可以。放松前先取下眼镜、手表等物品，取自己舒适的体位，闭上眼睛，意念沿着一条线路，从一个部位接一个部位按顺序向下移动，心中也可以默念"松"或"静"等字进行三线放松。

3. 劳逸结合，适当锻炼。劳逸适度，可以使经络通畅，气血调和，阴阳偏胜偏衰得以恢复平衡。参加气功、太极拳、八段锦、健身舞、练剑、慢跑、散步、跳绳、打乒乓球等各种活动，在运动中获得欢乐，忘掉身边的烦恼。但切记更年期女性不宜为了运动而大汗淋漓、劳累过度，过犹不及，易伤及阳气，要以运动之后精神好、心情佳为要点。

4. 家庭支持。丈夫、子女的谅解、体贴和劝解、帮助，对更年期女性的情绪有明显安抚作用，可减轻更年期失眠症状。

5. 心理治疗。更年期失眠中有一定比例的焦虑症、抑郁症，如果发现情绪问题通过自我调节后仍无法缓解，甚至影响到社会功能，建议寻求专业的心理咨询或至专业的精神卫生中心就诊。

6. 药物治疗。目前临床实践中能用于催眠的药物种类繁多，主要包括苯二氮□类药物，如艾司唑仑、氯硝安定等；非苯二氮□类药物，如佐匹克隆、右佐匹克隆、唑吡坦等，不良反应较苯二氮□类药物轻，已成为失眠患者的一线用药；失眠合并有潮热、阴道干涩等更年期的一些其他症状，也可使用激素替代疗法。失眠伴有更年期焦虑、抑郁，还可使用抗焦虑、抗抑郁药物，但应去专业精神卫生中心经专业医师评估后才能用药。

7．中医治疗。中医学根据女性生理变化特点着眼于整体调理，标本同治，在改善失眠症状的同时，还可改善更年期症状，如烘热汗出、烦躁易怒、紧张焦虑等。目前中医治疗更年期失眠的方法比较多，比如中药汤剂、中成药、耳穴压丸、穴位按压、穴位贴敷、针灸推拿、药膳、茶饮、功法等等。相对于西医治疗手段，临床上较多的更年期女性愿意选择中医药治疗，但是也要注意把握时机。

8．物理治疗。脑电生物反馈治疗目前在临床上的应用是很广泛的。它利用磁场在脑内产生感应电波，根据生物共振的原理，调节递质的电活动，从而调节神经递质的功能。一次 20 分钟，一周 2~3 次。

9．音乐治疗。两千年前《黄帝内经》就有"五音疗疾"的记载，《春江花月夜》《二泉映月》《平沙落雁》等就具有较好的安神效果。现代医学认为音乐能直接作用于下丘脑和边缘系统等人脑主管情绪的中枢，能对人的情绪进行双向调节。音乐治疗时间一般在 30 分钟左右，时间不宜过长，音量不宜过大，控制在 40~70 分贝，每日 1~2 次。

九、更年期失眠的治疗需要等症状出现了再治疗吗？

中医讲究"未病先防"。在未病期（即将进入更年期）可针对月经紊乱进行中医中药的调理，不仅可以改善月经不调的症状，还可减轻更年期症状。这个时期出现的情绪问题，如果通过自我疏导、调节，无法改善，可至心理门诊治疗，情绪得到缓解，失眠症状也会明显改善。

在已病期（已进入更年期，并出现更年期症状）可针对潮热、失眠、头晕、乏力、腰膝酸软、尿频、抑郁、焦虑等多种症状进行中医中药的调理。提前给予中医药干预、心理治疗可减少更年期症状发生。

有些患者对于这种时机无法把握，没关系，可直接到医院中医门诊或心理门诊咨询，专业的量表检测可以帮助评估，比如匹兹堡睡眠质量指数量表、汉密尔顿抑郁量表、汉密尔顿焦虑量表等。根据量表检测结果，可以多学科诊疗，比如更年期失眠伴有中重度焦虑或抑郁的，除了中医治疗外，可转至心境障碍门诊或心理治疗门诊，多科室、多手段治疗。

十、更年期的女性饮食方面有哪些注意事项?

不建议随意乱吃补品，要根据个人的阴阳寒热虚实体质来适当选择。一般来说，更年期女性存在肝肾不足的情况，平时可以多吃一些滋补肝肾的食物，比如鱼肉、瘦肉、鸭肉、豆奶、百合、山药、银耳、枸杞子、南瓜、桑葚、莲子、薏苡仁和鸡头米等。这个时期女性因为雌激素水平下降可能会造成体重增加，可多进食谷类食物，比如五谷杂粮饭、红豆薏米饭等。入冬进九后可少量食用党参、西洋参等。不宜选择偏于温阳动火之品，如红参、桂圆、红枣等，可以选用茉莉花、玫瑰花、白菊花、合欢花等冲泡茶饮，也可起到养心安神的作用。

本篇作者简介

秦瑀

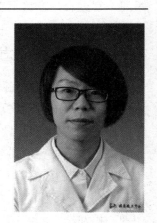

- 上海市浦东新区精神卫生中心暨同济大学附属精神卫生中心（筹）中医科主治医师
- 国家二级心理咨询师
- 上海市基层名老中医专家传承工作室继承人
- 上海市中西医结合学会精神疾病专委会青年委员
- 上海市浦东新区优秀青年医学人才培养
- 擅长失眠症、焦虑症、抑郁症等中医情志病的中西医治疗及中医治疗抗精神病药物所致不良反应，如闭经、便秘、流涎、肥胖等

正确处理孩子的心理健康问题

2020 年比较特殊，因为新冠肺炎疫情的蔓延，很多人的生活都被迫有了很大的变化，尤其是学校停课，转为网上授课，疫情稳定后，学校复课。网络上出现了"神兽"一词，家长们纷纷戏称"神兽归笼"。

孩子能够顺遂、安静，对父母而言那的确就是岁月静好，但如果孩子在家鸡飞狗跳，那不就是一个出笼的神兽吗？

一、"神兽"的心理你了解吗？

当你面临一个无法配合指令、哭闹不休的 3 岁幼儿，你知道他在想什么吗？当你辅导孩子的作业，解释几遍甚至十几遍，他依然茫然不解的时候，你知道他真实内心的世界是什么？当青春期的孩子，不屑于你的指导，执意要按照自己的意愿去尝试做一件父母认为愚蠢至极的事情的时候，你知道他的意图是什么吗？

当一个新生命降临的那一刻开始，家长似乎就丧失了对孩子成长的掌控，你左右不了他什么时候会睡，什么时候闹；你不知道他什么时候会开口说话，更无法决定他今后成为什么样的人。有的家长虽然对孩子照顾得事无巨细，仍无法理解孩子内心真实的想法是什么，尤其是当这个孩子处于青春期时。

"我种下了一个小宝贝，却收获了一枚炸弹"，引用温尼科特（儿童精神分析大师）的话作为对自己孩子的理解是最恰当不过的，很多时候家长试图站在孩子的立场去理解他，但是遇到具体的事情，就会难以控制愤怒、失望甚至失控。所以，当你不理解孩子的真实感受时，你真的理解你家神兽的想法吗？[1]

从婴儿期到童年期、童年中期、童年晚期，再到青春期，孩子的身心特点处于不断的变化之中。显而易见，5 岁的儿童与 2 岁的儿童拥有不同的能力以及不同的需要。称职的父母能够不断地适应儿童的身心发展变化。

---

[1] 郗浩丽. 温尼科特——儿童精神分析实践者[M]. 广州：广东教育出版社，2012.

二、为什么父母的情绪崩溃了？

即使再好的修养，也架不住孩子熊，尤其是有些小家伙总是翻着花样挑战父母的底线，最终让你耐心耗尽，自控力崩溃，逼着父母使出终极大招——狮吼功。看着被吼着的孩子哭哭啼啼，有的父母刚开始还会内疚，尤其是孩子幼小不懂事的时候。刚刚发完脾气，冷静下来也会反思，怎么就没有控制好情绪，遇到什么事情不能好好说呢？但是下次再遭遇类似的情境，还是很难控制自己。

既然父母知道打骂孩子这样的行为是不好的，那为什么面对孩子的问题，父母会情绪失控呢？或许孩子的问题只是表象，父母自己内心的焦虑与恐惧才是失控的源头。

举个例子说，一个母亲因为辅导孩子的家庭作业逐渐情绪化，最后与孩子发生冲突甚至打骂。深入分析会发现，这个妈妈可能近期面临工作的变化、家庭成员之间的矛盾，而辅导孩子作业导致妈妈情绪失控是"压死骆驼的最后一根稻草"。所以父母能够觉察分析自己的情绪，或许才是孩子最好的榜样，一个对自己的情绪都没有掌控力的父母，又怎么传授给孩子应对自己情绪的能力呢。

只是父母中的一方识别情绪显然是不够的，因为家庭是一个多元化的小社会，参与孩子教育的家庭成员很多。因此最重要的是要家庭成员一起加入，尤其是知道自己情绪面临失控边缘的一方，应该尽快请情绪比较好的成员加入。

三、面临情绪失控的"神兽"该怎么办？

或许有一些家长会面临这样的"神兽"，自己明明做了不合宜的事情，甚至是做错了事情，你让他停下来，或者是指责、批评甚至是惩罚的时候，熊孩子不反思自己的行为，反倒是自己的情绪先"暴走"了。面对这样的情况，家长又该如何应对呢？

比如，一个两岁左右、言语表达都困难的婴幼儿，因为想要玩水被父母拎走而生气赖在地上哭闹不休，父母该怎么做？是把孩子强行抱起，大声吼叫吗？你确定你这样的行为能够奏效？还是妥协让步让孩子继续玩水呢？

你了解孩子情绪"暴走"背后的原因是什么？①测试父母的底线，争取用哭闹让父母妥协；②被拒绝了或者被指责了，用哭闹发泄负面情绪。

　　显然面对这样的孩子，不管是吼叫还是妥协都不是最好的办法，吼叫会加剧孩子情绪反应，妥协则使孩子继续尝试挑战你的底线。通常这个年龄大小的孩子虽然无法理解复杂的言语，但是基本的行为规范就应该建立，对于原则性的问题一定要坚持，在安抚好孩子的情绪后（不代表妥协退让），可向孩子说明不能玩水的原因，例如会弄湿衣服、感冒、着凉等类似理由。反复多次，行为规范也就建立了。

　　但对于更大年龄阶段孩子，策略就要更复杂一些。例如，一个因为玩手机而耽误做作业，父母拿走手机而引发孩子情绪化甚至哭闹的情况。

　　当今社会，随着电子信息化的普及，孩子对手机的依赖不亚于我们成年人，更有甚者会发展成为网络成瘾的可能。青少年、儿童的自控能力相较于成年人要差很多。面临手机使用失控的问题，父母采用的方式也不能太过极端，如完全禁止使用手机，甚至全家一起断网，越是严格的控制可能导致对手机使用的失控。父母可以接纳孩子想玩手机的感受，并采用在规定时间内使用，或者是完成作业后奖励其玩半小时。如果这样的办法仍然不奏效，或许父母应该邀请家人一起讨论，让孩子决定制定一个自己能够接受的限制更好。

四、孩子能不能打？

　　如今，信奉"没有不好的孩子，只有不合格的家长"理念的人应该不在少数，持这种观念的人肯定会反对打孩子，甚至认为打孩子是父母自己无能，是不会用科学的方法教育孩子的一种表现。甚至有一部分游走在暴怒边缘的父母都会自我怀疑，自己是否拥有打骂孩子的权利？是否这样管教方式会给孩子的心理造成阴影？而有的熊孩子在了解基本的法律常识后，甚至会对试图打骂自己的父母说"你不能打我，你这是犯法"。面对这样的童言无忌，父母也感觉啼笑皆非。的确，在很多情况下，是不能打孩子的。从行为学角度分析，惩罚所带来的后果是无法预测的，反复的强化才是最好的方法。

但是情绪失控,真的打了孩子会怎样呢?不少父母都会面临这样失控的时候,但是双方平静下来时,一定不要忘记沟通,也尽量避免以相同的方式面对同样的矛盾。让孩子习惯面对父母的咆哮、打骂的教养方式是不利于亲子关系形成的,对孩子的性格乃至后续孩子成年之后的教养模式会有负面影响。

五、觉得自家小孩好难管,该怎么办?

有很多家庭教育、亲子课程都会宣扬"别把自己家小孩和别的小孩进行比较"这样的理念,但梦想依然会照进现实,因为你总归有亲戚的孩子、同学的孩子、同班同学的孩子。正是这样的比较,让很多父母崩溃,为什么别人家的孩子总比自己的小孩要好?或许自家孩子吃饭还不错,可是为什么睡觉就不好?或许自家孩子语文成绩还不错,可是为什么数学成绩不好?或许自家孩子性格内向不惹祸,但为什么文艺演出总没他?

对自己小孩的成长除了与同龄人对比,更重要的纵向比较,要及时予以肯定与鼓励,哪怕是暂时的退步也不可怕。爱、尊重与肯定,才是滋养孩子健康成长的秘诀。

六、目前儿童青少年心理问题越来越多吗?

当今社会,随着中国社会环境的变化,尤其是生活在大城市,随着教育资源的紧缺,后期就业压力的增大,父母对孩子教育的预期值也越来越高,孩子背负的压力也越来越大,在儿童青少年期出现心理问题的现象也暴露得越来越明显[1]。

经常有孩子跳楼、跳河类似的新闻,也会有大批网友指责父母、批评学校甚至是社会的不作为。而实际上并非如此。上到政府下到各个学校及家庭,对青少年儿童的教育、安全、健康可谓是全方位的关注。上海各个学校,从幼儿园到大学,都是配备心理老师的,有的学校会让心

---

[1] 刘文, 于增艳, 林丹华. 儿童青少年心理弹性与心理健康关系的元分析[J]. 心理与行为研究, 2019, 017(001):31-37.

理老师当班主任或是班级组委，虽然资源分布不均匀，但大部分老师都具备心理学的基本常识。而现在的父母也大多是 80 后、90 后，在应对孩子的教育方面，父母的受教育水平以及对孩子的教育模式相较于 60 后及 70 后的爷爷奶奶有更好的基础。

《全国精神卫生工作规划（2015—2020 年）》表明，随着社会经济迅速发展，工作学习节奏加快，影响心理健康的因素日益增多，但儿童青少年群体心理尚未完全发育成熟，因而亦导致焦虑症、抑郁症等常见心理问题[1]。研究表明，近几年我国儿童青少年因心理问题而就诊的人数逐年增多，且呈低龄化发展。家庭、学校及自身是影响青少年儿童心理健康的 3 个重要因素，其中家庭因素中父母的教育经历、自身素质、教养方式等与儿童青少年心理发展成正相关；父母冲突、暴力、离异等与儿童青少年心理发展呈负相关；学校因素主要与教育模式、师生关系、教师心理、同龄交往有关；自身因素是指生理发育、心理发育之间的矛盾。因此，我国儿童青少年心理健康问题具有多元复杂性。

七、现在儿童青少年心理健康问题主要有哪些？

较为常见的儿童心理问题有学习问题、注意缺陷与多动障碍、情绪问题、顽固性不良习惯；还有生理发育问题、人际关系问题及危险行为等。

八、父母和孩子该如何合作才能获得健康的成长？

父母应积极了解儿童期、青春期孩子独特的心理状态，学习如何教育孩子，改善教育方式，提高自身修养并以身作则，为孩子树立良好榜样，营造适度、民主、和谐的家庭氛围，从而帮助儿童青少年保持良好的心理品质、形成健康的人格。

除了学习之外，应当鼓励孩子多学习拥有自己的兴趣爱好，如读书、运动、旅游、摄影等。鼓励孩子与同龄人建立良好的同伴关系，由于青

---

[1] 国家卫生和计划生育委员会.《全国精神卫生工作规划(2015-2020 年)》解读[J]. 中国实用乡村医生杂志 2015，14：5-7

少年时期的同伴影响力较大，甚至超过父母、教师的影响。父母对孩子的同伴关系要予以支持与鼓励，指导并提高儿童青少年的人际交往能力，帮助其建立良好的同伴关系、良好的集体认同感、良好的团队精神。

在孩子或者父母面临无法调节情绪或难以解决的心理问题时，可以寻求专业的心理咨询或专业的精神卫生机构就诊，以疏导其不良情绪，帮助其解决心理问题。

本篇作者简介

詹婷

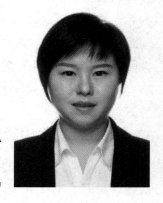

- 上海市浦东新区精神卫生中心暨同济大学附属精神卫生中心（筹）
- 主治医师
- 浦东新区红十字会志愿者
- 国家心理咨询师三级
- 上海交通大学医学院硕士在读，主修儿童精神病学，在工作期间参与儿童青少年心理个案及团体治疗，对儿童精神病学有一定的临床经验
- 从事精神卫生专业工作 9 年，先后多次参加科普比赛、市级演讲比赛、写作比赛并获奖，并获得"工作积极分子"奖励

常见精神障碍七问

　　临床上通常将精神分裂症的治疗分为急性期、巩固期和维持期三个阶段，急性期、巩固期往往住院治疗，药物必须足量足疗程，而维持期治疗则在家庭中进行，药物剂量可以适当减少至最低有效治疗量，但疗程宜长，反复复发的患者甚至需要终身服药[1]。现在，精神分裂症全病程治疗的理念越来越被临床医生、社区康复员所认可，经过急性期、巩固期的治疗后，患者回到家庭、社会，除了坚持持续的药物治疗外，还应该接受日常生活能力、社交技巧和职业劳动训练，以尽可能保持社会功能，降低疾病复发，减少精神残疾。

一、春季是精神分裂症的高发季节吗？

　　"花菜黄，疯子忙"，民间有一种说法，认为春天到来的时候，万物复苏，精神病患者也跟着蠢蠢欲动。谚语里说的"疯子"通常指精神分裂症患者，笔者在门诊时就经常遇到家属询问是否应该在春季增加药物剂量，其他季节减少剂量，或者平时可以不服药，而到春季再积极治疗。虽然既往有一些研究发现冬春季节精神分裂症患者入院率会有一定幅度的增加，但总体而言，这些研究的数据和质量并不能作为精神分裂症的治疗应该根据季节进行调整的依据。

二、抗精神病药物会吃傻吗？

　　在精神科临床上，患者及家属经常向医生咨询，长期吃抗精神病药人会变傻吗？事实上，抗精神病药是指一类用以治疗精神病患者的有效的药物。这类药物在治疗时，能有效地控制病人的幻觉妄想、思维联想和行为障碍，通常不会影响患者的意识状态，即使长期服用也不会产生药物依赖。临床上主要用来治疗精神分裂症，也适用于具有精神病性症

---

[1] 郝伟，于欣. 精神病学.第 7 版[M]. 人民卫生出版社，2013.

状的其他精神障碍。同样，抗精神病药除了抗精神病作用外，如同治疗其他疾病的药物一样，具有一些机体不需要的作用即药物的不良反应。

而所谓的傻，也就是抗精神病药所致的一种锥外系的不良反应，服药一段时间后，患者出现表情呆板、运动减少、动作迟缓等呆头呆脑的现象。通常在药物的治疗剂量较大时，才会发生这类现象，小剂量治疗时一般不会发生。如果发生，只需适当减少药物的剂量或给予拮抗剂安坦等，就可以减轻或消除这类不良反应症状。

而精神病患者经治疗后，其精神症状得到有效控制缓解后，在康复期只需维持量来预防疾病的复发，其维持剂量较治疗剂量要小的多，所以一般不会发生"变傻"的现象。

三、家庭成员如何帮助患者精神康复？

精神分裂症的发病原因有很多因素，治疗是多元化的。只选用一种疗法已成为过去式。人们越来越多地认识到同时采用多种治疗方法的重要性，在急性期患者需要住院及药物治疗，抗精神病药物在急性病期过后还应继续长期使用，目的：

1．巩固已达到的疗效。

2．使残余症状继续得到治疗。

3．预防复发。

4．使患者精神康复。

怎样使患者坚持长期治疗呢？家庭成员又怎样来帮助患者达到精神康复呢？首先家庭成员要掌握有关的疾病知识，减少因缺乏疾病知识而误导治疗。不要过多的批评、指责、训斥，而要给予必要的关心和爱心，使家庭关系融洽，但不要过分溺爱，以免造成依赖性，要使患者有独立性，调动他们的积极性。家庭干预还要求家庭成员了解药物治疗的知识，提高患者对药物治疗的依从性，打消负罪心理，提高应对患者病态心理的技巧，从而使照料患者的能力得以提高。所以家庭成员在对待患者时所采取的态度是既要重视又要避免过分的感情投入。在患者康复过程中既要有长期治疗的思想准备，又要重视患者的权利，尊重患者的人格，尽早使患者回到健康人的生活中去。

四、精神病人出院后应该注意些什么？

1. 首先，应该知道患者出院后病情恢复到什么程度，还有哪些问题没有解决。有的患者康复得非常好，就应该注意恢复良好的心理状态，争取早日适应社会环境，早日参加工作或学习，同时应该注意巩固疗效的问题，在医生的指导下坚持长期服药有利于防止复发。有的患者病情未完全康复，就应该继续门诊治疗。服药是非常重要的康复措施，必须在医生的指导下，定期门诊，定时、定量、有规律地服药。要经常注意患者的睡眠情况、饮食情况及言语和行为，注意其心理活动变化，发现患者遇到家庭矛盾或社会矛盾又不能解决时，其家属或亲朋好友应该主动帮助分析、安慰、解释、鼓励；如果患者对服药有思想顾虑时，家属应该劝告患者服药，分析不服药的后果，必要时应请专科医生帮助治疗。

2. 患者出院后的注意事项：

（1）把出院作为康复的开始，继续门诊治疗。

（2）坚持长期治疗的观念，通过治疗，保证正常睡眠和正常生活，保证正常的心理状态。

（3）坚持巩固疗效，按时按量服药。

（4）正确处理社会上包括家庭的各种心理矛盾，正确对待自己和患者，稳定患者的心态[1]。

五、患者拒食、拒药怎么办？

患者拒食有许多原因，应根据不同的原因区别对待。木僵患者的进食有其特点：有的在耐心的劝说下可以吃一点，有的患者白天不吃，晚上可能会吃，还有的别人喂他不吃，而无人时则能自行进食。抑郁患者主要是认为自己罪大恶极，不配吃饭，在心理治疗后能进食。而躁动的患者则因兴奋多动，无暇顾及吃饭，可待患者稍安静时给予进食、饮水。精神科中最常见的拒食原因是猜疑，怀疑饭菜中有人放毒，此时家属在

---

[1] 翁永振，向应强，陈学诗，等. 精神分裂症院内康复措施及其疗效的一年随访[J]. 中华精神科杂志，2002.

进行劝说时可以自己先吃几口，消除患者怀疑后，患者往往可以自动进食。归根到底，患者拒食，是有各种原因的，需要进行对症治疗。

精神病患者拒药是常见的，主要原因是不承认自己有病，也有的认为该药是毒药而拒服。故应针对患者拒药的原因进行劝说。当患者同意服药后应检查患者的服药情况，防止患者藏药口中再吐掉。对坚决拒服药物的患者考虑注射药物，待症状缓解、较为合作后再改用口服。

六、如何与老年性痴呆患者一起生活？

随着人口老龄化，老年性痴呆患病率不断增高，其中以阿尔茨海默病和血管性痴呆为主，现代医疗手段尚无法有效应对这些疾病。面对老人日益糊涂的行为，不断恶化的自理能力，很多患者家属满心委屈、茫然无助。

长期照料老年痴呆患者，不是单方面的付出，必须做到两头兼顾，既要科学管理患者的疾病和生活，也需做好照料者自身的心理健康管理，只有提高双方的生活质量，才能让这段艰难的相伴过程走得相对顺利。

痴呆患者照料简单分为生活护理、安全照料、症状治疗三部分。生活上做到食物有营养、软烂，坚持锻炼，卫生清洁时刻注意；安全方面为患者制作标示卡，随身佩戴，生活环境简单固定，减少障碍物，避免跌倒；患者如果出现异常言行或攻击性行为，可到精神科寻求专业治疗。

照料者如何在漫长而无回报的付出中保持情绪心态的稳定？笔者有几点建议：积极获取疾病相关知识，对不同阶段的变化做到心中有数；建立支持体系，寻求家人、朋友、专业人员的帮助，不独自承担；通过网络等各种渠道寻找有关老年痴呆照料的技能，并结识其他照料者分享经验互相鼓励；保持自身的健康生活，参与体育锻炼，培养至少一种爱好。

七、失眠困扰，又不想吃安眠药，怎么办？

失眠是一种常见而又令人烦恼的疾病，据报道 15%~30%的成年人和 10%~23%的青少年有不同程度的失眠，其中又有 50%~85%的失眠患者是慢性或反复发作性失眠。不少重度失眠患者依靠安眠药来改善睡眠，然而此类药物往往具有成瘾性，撤药后又会造成新的失眠。而在尝试了诸如睡前泡脚、喝牛奶、燃薰衣草精油等非药物方法而无法奏效时，是否还有其他手段能帮助失眠患者走出困扰呢？

这里向大家推荐睡眠障碍的"运动处方"疗法。所谓运动处方是根据人体健康、体力、心血管功能等状况，为患者制定适合的运动种类、强度、时间和频率。通过有目的、有计划和科学的锻炼，达到治疗疾病、改善症状的目标。多项研究发现，运动疗法能够改善大学生、老年人、慢性躯体疾病患者等不同人群睡眠总体质量，帮助他们减轻焦虑情绪。那么什么样运动处方最合适？第一，选择自己喜爱的运动，以便长期坚持，有氧运动结合阻抗训练效果更佳；第二，强度适中，最简单的衡量方法是测量心率，170~180 次/分为适宜运动心率；第三，运动时间应放在傍晚，研究表明在这一时段锻炼有助于睡眠；第四，贵在持之以恒，只有量的累积才能取得质的效果。

本篇作者简介

孙喜蓉（见前文介绍）

姚苗苗

- 硕士学位，精神科医师
- 从事精神科工作多年，擅长精神科常见疾病的诊治，尤其在心境障碍疾病、精神分裂症等方面有一定经验，先后参加多项科研研究，目前承担一项院级科研项目，注重理论、科研、临床同步发展

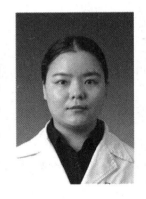

精神分裂症与生活因素的关系

如今吸烟、饮酒已经成为不少人的一种生活习惯。但随着人们工作以及生活的压力越来越大，许多人把毫无节制的吸烟、酗酒作为嗜好以图释放压力和逃避现实。由于抽烟、饮酒对健康产生不利影响，因此与破坏纪律行为、健康妥协行为、无保护性行为、自杀自伤行为以及攻击与暴力行为统称为健康相关危险行为。那么，抽烟饮酒行为会不会对人的精神健康方面造成不利影响？精神分裂症和抽烟饮酒这些生活习惯有没有关系？要明白这些问题我们首先要对精神分裂症有所了解。

一、吸烟、饮酒与精神分裂症有何关系？

精神分裂症是最常见、最复杂以及最难做出完整定义的重度精神疾病。1896 年，有精神病学家在大量研究各种不同精神症状的基础上，将该疾病首次命名为早发性痴呆。直到 1911 年，又有精神病学家指出，该种疾病主要表现为思维、意志、感知和人格的主观感觉方面表现出的不一致、不完整，因此该疾病的核心问题是人格分裂，从而将该疾病重新命名为精神分裂症并沿用至今[1]。常见病征有幻觉和妄想等精神病性症状，而且病程多迁延。该病的典型发病年龄主要是青春后期或成年早期。相较而言，童年时期和 50 岁以后发病非常罕见[2]。

了解了什么是精神分裂症之后，我们再分别来看看抽烟和饮酒这两种生活习惯是否与精神分裂症存在某种关系。

有研究表明，精神分裂症群体的吸烟人数比例相对于健康人群而言要高很多，可达到 65%以上，而戒烟率仅为 15%左右[3]。在分析烟草所含的成分后发现，其中含有的尼古丁等物质对于精神分裂症患者的病情

[1] CARPENTER WT，BUCHANAN BW. Schizophrenia [J]. New Engl J Med, 1994, 330(10):681-689.

[2] BENES FM. Emerging principles of altered neural circuitry in schizophrenia [J]. Brain Research Reviews, 2000, 31(2):251-269.

[3] MCGRANTH J，SAHA S，CHANT D. Schizophrenia: a concise overview of incidengce, precalence, and mortality [J]. Episemiol Rev, 2008, 30:67-76.

和其他身体机能具有不良影响[1]。由此不难看出，有抽烟这种习惯的人更容易诱发精神分裂症，且患有精神分裂症的患者对尼古丁等物质的依赖性更强。

对饮酒这种生活习惯来说，酒精本身作为一种精神活性物质，过度饮酒可导致生理、心理、社会系统多方面严重损害。酒精中毒可使血脑屏障通透性增高，所以酒精中毒所致的中枢神经系统损害既广泛又严重[2]。有研究人员以某院 1997 年 1 月至 2007 年 12 月住院且符合《中国精神障碍分类与诊断标准》第三版的 1218 例患者为样本，做了一个简单统计：精神分裂症 758 例，酒精所致精神障碍 162 例（均为男性），分裂样精神障碍 107 例，情感精神障碍 67 例，癫痫所致精神障碍 22 例，其他 102 例[3]。由此不难发现，虽然过量饮酒不一定直接导致精神分裂症，但会大大提高精神分裂症的诱发概率，且有极大概率造成酒精中毒性精神障碍。

由此我们不难发现，抽烟饮酒这种不良生活习惯虽不会直接导致精神分裂症，但会大大提高其发病率，且患有精神分裂症的患者更难去除这种不良习惯带来的影响。

二、头部受伤了会患精神分裂症吗？

答案是否定的。但是，脑外伤后出现精神分裂症样症状的概率增加。有必要说明一下精神分裂症的诊断前提，即排除精神障碍是器质性疾病所引起的。所谓的器质性疾病是指多种原因引起的机体某一器官或某一组织系统发生的疾病，因而造成该器官或组织系统永久性损害。器质性疾病的特点是肉眼或显微镜下看到器官、组织结构发生了病理性改变，脑外伤就是典型的器质性疾病。脑外伤后出现的精神分裂症症状，在精神科医生那里是不会诊断为精神分裂症的。也许有人问：患者并不会按

---

[1] 任艳萍,周东丰,蔡焯基,等. 高频重复经颅磁刺激治疗精神分裂症难治性阴性症状的随机双盲对照试验[J]. 中国心理卫生杂志,2011,25(2):89-92.

[2] 金圭星, 王学义, 刘小玉, 等. 酒依赖者的人格特征及其 治疗策略 [J]. 中国健康心理学杂志, 2008,16(10):1170.

[3] 张广东, 刘德奇. 酒精所致精神障碍与精神分裂症误诊分析[J]. 临床心身疾病杂志, 2011, 17(4):376-376.

照医生的诊断来生病啊，我身边就有亲人，在某一脑外伤后出现了和精神分裂症一模一样的表现，既然不是精神分裂症，那又是什么疾病呢？此时精神科医生会告诉您：这是脑外伤所致的精神障碍。

那么，脑外伤一定会得脑外伤所致的精神障碍吗？多数研究认为，脑外伤后出现类似精神分裂症症状的机会增多。Achte 对 3552 名脑外伤患者，做了为期 22~26 年的随访[1]，发现其中有 76 例（占 2.1%）出现了精神分裂症的症状。Feuchtwanger 等统计 1554 例脑外伤者，其中1.68%出现精神分裂症状样表现。大田幸雄统计 1168 例闭合性脑外伤，则精神分裂症状出现率为 0.43%。郭卫锋等[2]发现 66 个脑外伤的患者，半个月内有 23 个（34.8%）出现精神分裂症样表现。而全球研究发现，所有人群中精神分裂症全球终身患病率在 3.8‰~8.4‰[3]。由此可见，尽管脑外伤后并不是每个人都会出现像精神分裂症一样的表现，但是，脑外伤后出现精神分裂症症状的概率会大大增加。

本篇作者简介

程小燕

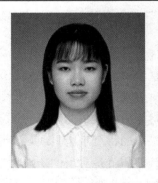

- 硕士研究生，毕业于上海交通大学精神病与精神卫生专业
- 从事精神科工作 4 年余，主要从事精神分裂症及情感障碍的研究，先后发表论文数篇

[1] Lonnqvist J, Achte KA. [Brain injury as a psychiatric problem].Duodecim 1971;87(16):1125-1132.

[2] 郭卫锋, 张操魁, 万新. 颅脑外伤与精神障碍发生的相关性分析. 中外医学研究 2012;10(22):145-146.

[3] vanOs J, Kapur S. Schizophrenia. Lancet Aug 22 2009;374(9690):635-645.

精神障碍常见的治疗问题

目前,生物－心理－社会模式作为一种医学新模式逐渐取代传统的医学模式,而对抑郁障碍等的治疗已经不仅仅停留在药物治疗,还包括了心理治疗、物理治疗和运动治疗等等。

一、为什么说心理治疗更为以人为本?

如果说药物的治疗作用是跳过了产生情绪的外部原因,直接通过化学的方法来改变脑功能。那么心理治疗则是必须有患者对自己问题的"自知力"和"自我改变的愿望"作为依托,治疗才能奏效。因此,心理治疗相比药物治疗更为以人为本。

二、心理治疗的目的和特点有哪些?

心理治疗的目的简单来说就是减轻症状、纠正不良行为方式,提升心理健康素养。其主要特点有:

1. 心理治疗作为一种治疗方法受很多因素的影响,必须综合考虑。如患者的个人倾向性(社会文化背景)、经济能力、药物禁忌证等,治疗师的专业性、能力、场地等医疗资源的可获得性等等。

2. 心理治疗的使用必须整合到整个治疗方案中,而不是独立于整个方案之外的。需要结合患者的病情严重程度、病程、个人态度与观念、生活经历、甚至是药物的增减等等。因此它是个性化的。

3. 心理治疗也是有一定"不良反应"的,比如双方都需要充裕的时间和足够的耐心。在治疗的同时,会让患者有强烈的体验或反应,部分患者可能难以应对或处理。因此,定期评估及调整治疗方案是必须的。

三、心理治疗的方法有哪些?

目前,抑郁症的心理治疗方式可能多达几十、上百种,但无论是中国的防治指南还是国外的 CANMAT 2016 版，基于证据，推荐作为一类的心理治疗仅有认知－行为治疗、人际治疗与行为激活。而且这些治疗的疗效与抑郁症的严重程度也是有关的[1]。

2020 年新冠肺炎疫情的全球大流行，无论是国家还是百姓都更重视心理疏导、危机干预、心理健康这一治疗手段。相信心理治疗会在今后的抑郁症治疗中更加"接地气"。当然心理治疗只是帮助抑郁症患者达到康复的一种方法，还应该结合个体化特点。

四、合理使用催眠药有妙招吗?

镇静催眠药是一类抑制中枢神经系统功能而引起镇静催眠作用的药物。由于安全范围大，几乎无麻醉或致死作用，起效快、疗效肯定等优势而取代传统镇静催眠药的苯二氮䓬类药物（阿普唑仑、地西泮等）和新型非苯二氮䓬类药物（佐匹克隆、唑吡坦），从 20 世纪下半叶至今已广泛应用于临床治疗失眠[2]。

大家都知道该类药物在长期使用后是会使耐受性增加、有效性降低且产生依赖性和戒断症状，但是不遵医嘱服用又切切实实睡不着，严重影响工作与生活，矛盾重重。

其实，该类药物服用的宗旨就是小剂量，间断且短期服用。

服用小窍门即是每周服药 3～5 天而不是连续每晚用药，专家称它为："间歇疗法"。作为上班族可以选用"周末断药"的方法，即工作日为了保证睡眠时间和质量，服用镇静催眠药；周末休息时间因为无重要安排而不用药物。

当睡眠情况改善后,建议停用镇静催眠药。如果偶尔再次出现失眠,比如遇到重大事件、倒时差等情况而出现失眠,可以临时使用镇静催眠药,帮助入睡,以免因为一次失眠而导致病情恶化。

---

[1] Milev R V , Giacobbe P , Kennedy S H , et al. Canadian Network for Mood and Anxiety Treatments (CANMAT) 2016 Clinical Guidelines for the Management of Adults with Major Depressive Disorder: Section 4. Neurostimulation Treatments[J]. The Canadian Journal of Psychiatry, 2016:0706743716660033.
[2] 中国睡眠研究会. 中国失眠症诊断和治疗指南[J]. 中华医学杂志, 2017, 97(24):1844-1856.

需要注意的是：这种间歇疗程方法只适用于镇静催眠药，如服用其他类药物治疗失眠的话要在医生或药师指导下进行。

五、药物会增加老年人跌倒的风险吗？

吃药和跌倒看似两件不相干的事情，却是老年患者服药过程中需要特别关注的点。这是为什么呢？

相关统计与研究数据发现，跌倒在我国全人群的意外伤害死因中排第4位，而65岁以上老人跌倒受害人数居于首位。

研究证实，有基础疾病需要经常大量服药的老年人，其跌倒风险大小与服药行为息息相关。

研究发现，有些药品服用后，血压、意识、视觉、平衡力等均可能受到影响，从而增加跌倒的风险。老人若服用大于4种以上的药物应被视为跌倒高危险群。发生在口服药物后0.5～1小时内的跌倒发生率，比<0.5小时、>1小时的发生率高。因此应重点预防发生在服药后0.5～1小时内的跌倒事件。

专家呼吁，务必遵从医嘱合理用药，了解所服药物的不良反应、注意事项。如果老人常跌倒，最好查找是否有药物因素，及时调整服药方案。

六、增加跌倒风险的药物有哪几类？

目前有10类药物可能增加跌倒风险。具体有：

第一类：降血压药物。第二类：降血糖药物。第三类：抗精神病药物。第四类：抗抑郁症药。第五类：抗癫痫及镇静催眠药物。第六类：利尿药物。第七类：止痛药。第八类：氨基糖苷类抗菌药。第九类：硝酸酯类药。第十类：抗组胺药。上述药品，虽然有不良反应，但一般人群"扛得住"，不过老年人却不一定能耐受，因此需注意。

七、老年人服药期间为什么会发生跌倒？

1. 自身因素。

首先是老年人身体原因，他们的机体各系统功能衰退，代偿机制减弱，使得服药后某些药物成分在体内停留的时间相对延长，药物的血浆浓度相对升高，药物作用增强或作用时间延长，易发生蓄积和药物不良反应。

其次，人老病多，老年人患病及多病共存概率增加，往往用药品种多、数量多；老年人记性差，服药不规律，漏服、多服情况经常发生。这些都是导致跌倒危险性增加的原因。

2．药物剂量。

如服用大剂量中枢神经药物会增加跌倒风险。由于老年人药物代谢和排泄降低，对药物的敏感性改变，因而易发生药物不良反应，增加跌倒事件的发生率，"尤其在首次治疗、药物加量时最为显著"。

3．服药时间。

比如作用于中枢神经的药物一般在服药后 0.5 小时内迅速起效，其作用的特点可影响人体的稳定能力，如损害认知力、导致直立性低血压、脱水或电解质紊乱等，并有较强的镇静效应，如在效应发作后患者起床或上厕所时可能会跌倒。

八、如何预防跌倒?

首先，老年人用药遵循"可用可不用时，尽量不用"的原则，可通过调整生活习惯而得到改善。

其次，在住院或购药时，需告知医生或药师正在服用哪些药物，避免重复用药。严格遵医嘱，切忌乱服药或随意增加剂量。

第三，就医时，老年患者及其家属，要仔细聆听医生、药师的用药指导，仔细阅读药袋及用药标签上用药的注意事项、服用时间及不良反应。

第四，服用易致跌倒的药物，最好是原地休息（1.5 小时内尽量不要外出），动作要缓慢，远离危险（如上下楼梯、驾驶、高空作业等）。

第五，警惕用药后的反应，如果出现头昏、乏力、晕眩等症状，不要急于行走，可先休息，待症状缓解后再走；如服用镇静安眠药的老年人，最好上床后服用，以防药物在老年人上床前起作用而引起跌倒。

最后，家属要监督老年患者服药，防止少服、多服、漏服，同时密切观察患者状况，如有必要应及时送患者到医院进一步检查。

九、失眠用褪黑素还是安眠药?

"今年过节送什么?送礼就送脑白金。"这是前几年大家耳熟能详的广告语,对于脑白金的成功除了经典的营销策划外,产品本身能够帮助老人家改善睡眠是大卖的根本。因为它的产品中含有一种能调节睡眠的物质—褪黑素[1]。

褪黑素(melatonin)又称为"黑暗荷尔蒙",是由大脑中的松果体产生的。大自然的夜幕降临是褪黑素出来活动的暗号,夜间分泌量大量上升是它们在迅速集合,即将为身体实施睡眠计划。有研究显示夜间褪黑素分泌量比白天多 5~10 倍,清晨 2:00 到 3:00 达到最高值[2]。它可以调整睡眠与觉醒的节律,加快入睡速度,减少夜醒次数,进而改善睡眠质量。

年龄是影响褪黑素分泌量的重要因素。有资料统计,35 岁后,机体腺体功能就会减退,褪黑素分泌量每 10 年降低 10%~15%,而老年人情况可能更严重,分泌量不超过高峰期的 1/10[3]。

那么,是否就像很多人认为的只要年龄增加、睡眠变差就是褪黑素在缺失,便可以通过额外服用褪黑素来改善睡眠质量?褪黑素本身是由人体自然分泌的,口服褪黑素就好比"杯水车薪",并没什么多大作用!更何况在服用过程中还会因为褪黑素分泌时间过长影响食欲、情绪和精力等,甚至产生"甲减性抑郁",因此盲目补充褪黑素存在风险[4]。

其实,睡眠质量差是由很多因素构成的,有时候只是简单的情绪影响,有时候确实是患病了!

影响睡眠的因素包括心理因素、环境因素、疾病因素、物质因素[5]。

[1] Mishima K . Melatonin as a regulator of human sleep and circadian systems[J]. Nihon Rinsho, 2012, 70(7):1139-1144.

[2] Cajochen C, Munch M, Kobialka S, et al. High sensitivity of human elatonin , alertness, thermoregulation, and heart rate to short wave length light. J Clin Endocrinol Metab, 2005,90:1311-1316

[3] 赵宇. 睡眠障碍治疗中褪黑素的应用研究进展[J]. 现代养生, 2017(6):43-43.

[4] Auld F , Maschauer E L , Morrison I , et al. Evidence for the efficacy of melatonin in the treatment of primary adult sleep disorders[J]. Sleep Medicine Reviews, 2016, 34.

[5] 中华医学会神经病学分会, 中华医学会神经病学分会睡眠障碍学组. 中国成人失眠诊断与治疗指南. 中华神经科杂志, 2018, 51: 324-335.

因此，简单地服用褪黑素不仅不能改善我们的睡眠质量，还会影响疾病治疗，使睡眠质量愈来愈差。

我们遇到失眠不要盲目服用市面上宣传的褪黑素之类的保健品，应当对自己的症状做一个初步的预判，然后到专科医院就诊，如果有需要，医生会指导你如何对症下药的。

十、老年人焦虑应怎么办呢?

所谓的老年焦虑症，通俗来说就是一种对晚年生活缺乏自信心和安全感，表现为失眠、坐卧不安、心神不宁、爱发脾气等症状的心理疾病。伴有躯体疾病如中风、心脏病等更易发生。急性焦虑发作时，会突然出现大汗淋漓、心慌、气急、呼吸急促伴紧张、恐惧，经常会误以为心脏病发作而打 120 求助，或去综合性医院急诊，但往往检查结果与"症状"的严重程度不相符合。

特点：患者不会说"我很紧张，很担心"，而是会用"我感到很难受，身体不舒服"等句子来表达焦虑情绪。

病因：首先，人到老年，生理和心理状况发生变化，性格逐渐向以自我为中心、顽固、多愁善感及孤独等方面发展。

其次，人老了，某些急、慢性病痛也逐渐跟随而至，容易出现焦虑、紧张和恐惧心理。通常情况下，老年焦虑往往与躯体疾病并存，二者之间又互为因果，形成恶性循环，使躯体症状表现得更加突出，因而往往忽略了"焦虑"的存在。

再次，家庭因素，如经济财产问题、尊老爱幼问题、健康问题、邻里关系及突发事件等，如果处理不当，也容易让老年人陷入焦虑泥潭之中。

最后，社会环境因素，如退休后的失落感等。

防治：（1）要有一个良好的心态；学会适应老年生活，不要老是追悔过去，埋怨自己当初这也不该，那也不该。要保持心理稳定，不可大喜大悲。俗话说"笑一笑十年少"，要心宽，不要轻易发脾气，凡事顺其自然想得开。

（2）要学会自我疏导；当焦虑心理来临时，正视它，不要找理由来掩饰它的存在。多与家人交流，做些力所能及的家务和手工活，不要被过分"包办"。

（3）健康生活，积极治疗躯体疾病；健康的生活方式也有助于防治老年焦虑症，比如充足睡眠、坚持锻炼等；某些疾病可能导致焦虑，积极地治疗有利于缓解焦虑。

十一、老年焦虑症应选用哪些药物呢？

抗焦虑药品繁多，并且存在个体差异。临床常用的品种有三环类(阿米替林等)、SSRI 类（氟西汀、帕罗西汀、舍曲林、西酞普兰等）、SNRI 类（度洛西汀、文拉法辛等）、苯二氮䓬类（劳拉西泮等）、抗焦虑药物丁螺环酮及中成药类（乌灵胶囊）等。多数抗焦虑药物具有明显的改善焦虑症状作用，但治疗需要至少连续 2 个月以上，部分患者根据症状改善程度需要更长时间，治疗期间不要擅自停药。

当然这些药物使用都有严格要求，根据症状不同选择也不同，因此，必须由专科医师进行规范诊疗后方可使用。

本篇作者简介

孙喜蓉（见前文介绍）

葛艳
- 上海市浦东新区精神卫生中心临床药师
- 复旦大学药学院本科，主管药师
- 2017 年度上海市医院协会临床药师培训优秀学员
- 2018 年度上海市浦东新区优秀药师
- 以第一作者撰写《精神专科医院药学门诊基于 PDCA 管理模式的应用与效果》获第 11 届上海市医院管理学术大会三等奖
- 作为"奥利给队"参赛队员参与 2020 上海医院协会精神卫生中心管理专业委员会"乐在欣中"抑郁焦虑解析大赛获优秀奖

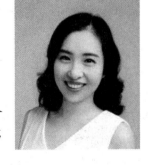

助眠方法六则

　　随着新型冠状病毒肺炎疫情常态化，不少人陷入焦虑和恐慌，因此而失眠，深夜里翻来覆去睡不着，不停地刷着手机，越刷越睡不着。怎样才能克服过度的恐慌和焦虑，安然入眠，已经成为一个非常关键和紧迫的问题。提起应对失眠，很多人直接想到各种安眠药。其实，要想让自己睡个好觉，除了吃药，还有不少其他好方法。

一、如何培养良好的睡眠习惯与氛围？

　　良好的睡眠习惯与氛围是预防失眠的基本途径。如：良好的作息时间；创造良好的睡眠环境；经常锻炼身体；避免咖啡因、酒精和烟；睡前按摩、放松、热水浴或饮用热牛奶或草药茶；睡眠前不要看刺激性影视作品或者玩手机等。

　　成年人正常的睡眠时间为每天 7～8 个小时，每晚 11～12 时是最理想的入睡时间，因为这一时段体内分泌的睡眠相关激素会使人犯困。营造舒适温馨的睡眠环境有助于改善睡眠质量。床不能太小，也不需太大。床宽以人肩宽的 2.5～3 倍最合适，床铺高度在 45～50 厘米、长度应长于就寝者身高 20 厘米以上为宜。枕头厚度通常不超过 10 厘米，或者与自己的拳高相当为宜。卧室内温度在 20～23℃，避免开灯睡觉。睡前的自我调节非常重要。夜间打鼾者建议以右侧卧位睡觉最佳，可减少气道的阻塞。

二、如何进行心理调整？

　　试着接纳改变：发生这些改变都是正常的，接纳改变有助于我们更好地生活，应对疫情，相信我们一定会战胜这一次疫情！比如，自我暗示"加油！今晚准能睡好"。再如，冥想行为，有助于防止失眠。冥想包括一系列复杂的情绪和注意调节训练[1]。

---

[1] Khusid M A, Vythilingam M. The emerging role of mindfulness meditation as effective self-management strategy, part 2: clinical implications for chronic pain, substance misuse, and insomnia[J]. Military medicine, 2016, 181(9): 969-975.

行为角度包括身体放松、呼吸调节、注意聚焦三个阶段。心理体验角度通过自我调控练习，让个体获得宁静和专注，让人体产生一种心理幸福感。具体方案如下：患者在晚间睡眠前取仰卧位，微闭双眼，头下放一个薄枕头，双手轻轻放在肚脐上，伴随舒缓音乐全身放松。从头顶开始按顺序逐个部位想象进行，放松顺序为头顶、额头、耳朵、眼睛、鼻子、面部、嘴巴、下颌、颈部、肩膀、上臂、肘关节、前臂、腕关节、手部、胸部、下腹、背部、腰部、臀部、大腿、膝关节、小腿、踝关节、脚。整个过程一定要放松，同时，配合均匀呼吸。每周练习 5~7，共 12 周。

三、什么是睡眠刺激控制法？

睡眠刺激控制法主要是通过减少睡眠环境中与睡眠不相符的刺激，在床上只做与睡眠相关的事情[1]。比如不在床上看电视、玩手机、阅读等；只在感到有睡意、困倦的时候（并非疲惫）上床睡觉。比如，躺在床上 15~20 分钟后仍无法入睡，就应果断起床做一些轻松的事情，待感觉到困意后再上床睡觉。只有在困了时才上床睡觉，躺床上 30 分钟无法睡着时，到其他房间去听听舒缓的音乐或进行其他较安静的活动，当困了时再上床。无论睡眠时间长短，要在固定时间起床，失眠患者要避免白天小睡。

四、什么是睡眠限制疗法？

该疗法主要是采用睡眠日记的方式，记录、调整失眠患者的睡眠时间，减少患者在床上清醒的时间，使其在床上的时间尽可能接近实际睡眠时间，从而使睡眠效率（睡眠效率=实际睡眠时间/总卧床时间×100%）达到标准，改善睡眠质量[2]。

---

[1] 李雁鹏，赵忠新. 认知-行为疗法治疗慢性失眠的研究进展[J]. 重庆医学，2009，38(10): 1148-1150.

[2] Maurer L, Espie C, Omlin X, et al. Is restriction of time in bed central to the efficacy of sleep restriction therapy for insomnia? results from a randomised, controlled, dismantling trial comparing sleep restriction with bedtime consistency[J]. Sleep Medicine, 2019, 64: S248.

这种方法的执行步骤如下：首先，在失眠治疗开始的前1～2周，每天填写睡眠日记，记下睡眠时间、起床时间、总睡眠时间和总清醒时间，算出最近1～2周内的平均睡眠时间；接着设定实际需要的睡眠时间（起床时间－平均睡眠时间=上床时间）之后，按计划的睡眠时间规律作息。一周后根据睡眠日记中新的睡眠时间计算睡眠效率，如果平均睡眠效率高于90%，可增加15分钟卧床时间，若低于85%则缩短15分钟卧床时间，如果平均睡眠效率在85%～90%之间，则可以保持原有的卧床时间不做调整。

五、什么是运动干预失眠?

运动是有效的非药物干预、治疗失眠的方法之一，在国内外都很受推崇。运动疗法主要是以中高强度有氧运动与中等强度抗阻力运动来治疗失眠[1]。根据2010年世界卫生组织提出的运动指导，成年人至少每周5次，每次至少30分钟中等强度有氧运动（通常是快走、慢跑）。需要注意的是，运动强度很关键，散步等低强度运动并不能改善睡眠。老年人适宜推荐简单、易学的八段锦等进行锻炼。

六、什么是中医按摩疗法?

在中医里，不寐是夜晚不能正常入眠的病症。部分简易的中医按摩治疗可以由失眠患者自助完成，从而缓解失眠状况[2]。平日里，失眠患者可以自行按摩一些常见穴位，如百会穴、合谷穴。百会穴位于头顶正中线与两耳尖连线的交点处，用手掌按摩头顶中央的百会穴，每次按顺时针方向和逆时针方向各按50圈，每日2～3次。合谷穴别名虎口，位于手掌1、2指掌骨间，失眠者时常按摩或搓揉此穴有很好的安神镇定功效。

若是您尝试完以上方案依然睡不着，请及时到专科医院就诊。

---

[1] 吴洪军, 徐丽萍, 张伟娟. 有氧运动联合森田疗法治疗老年失眠患者的疗效[J]. 中国老年学杂志, 2015, (9): 2542-2543.

[2] 吴狄. 中医针灸配合中药, 按摩等方法综合治疗失眠的效果[J]. 临床医药文献电子杂志, 2018, (61): 152.

孙喜蓉（见前文介绍）

樊希望

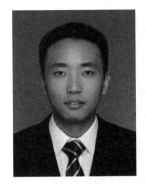

- 心理治疗师，国家二级心理咨询师，医学心理学硕士
- 上海市浦东新区精神卫生中心暨同济大学附属精神卫生中心（筹）临床心理科
- 独立主持上海市浦东新区科技发展基金民生科研专项资金医疗卫生项目，参与多项国家级科研项目
- 近三年在精神疾病临床研究中发表 SCI 期刊论文 5 篇，中文核心期刊论文 3 篇
- 研究方向：精神疾病心理治疗及 rTMS 治疗、心理生理计算与情感智能
- 2020 年新冠肺炎疫情爆发，作为国家心理医疗队队员赴武汉开展心理援助工作
- 曾获得"武汉市江汉方舱医院表现优秀个人"荣誉称号
- 武汉市江岸区新冠肺炎疫情防控指挥部"抗击新冠肺炎疫情先进个人"称号
- 湖北省委省政府"新时代'最美逆行者'"称号

预防精神疾病复发之"家属须知"

精神疾病往往时间很长，甚至需要终身治疗。而精神疾病患者的依从性差，这就需要其家属肩负"终身治疗"的责任。因此为防止精神疾病的复发，"家属须知"的作用不比药品小。

一、如何定义精神疾病的复发？

精神疾病具有病因未明、病程迁延、反复发作的特点，可导致患者出现生活自理能力及社会功能等的严重衰退[1]。复发是指患者因病情波动增加抗精神病药物剂量及种类；因病情波动增加就诊次数或需要住院；因症状加重需加强看护以防发生意外[2]。

二、精神疾病复发前有何征兆？

精神疾病复发是有征兆的，并且大部分精神疾病复发患者，病情表现会较上一次更为严重[3]。因此作为精神疾病患者家属，一定要了解复发之前患者会有哪些症状、征兆，以便采取适当的措施，减轻病情的发生，减少精神疾病给患者带去的危害性。复发之前会有以下五个方面的症状表现。

1.患者的表情。精神疾病患者恢复期和缓解期面部表情比较自然，眼神比较灵活。如出现目光呆滞、双眼发直，外界刺激难以引起其表情变化，或者遇到相应的外界刺激，表现出相反的表情的时候，就要提防精神疾病复发。

2.工作和学习状况的变化。对于缓解期的精神疾病患者，还是能

---

[1] Koujalgi SR, Patil SR. Family burden in patient with schizophrenia and depressive disorder: a comparative study[J]. Indian J Psychol Med. 2013, 35(3):251-255.

[2] Hough,D,opalS,VijapurkarU,etal.Paliperidonepalmitate maintenance treatment indelaying the time-to-relapse in patients withschizophrenia:arandomized.double-blind, placebo-controlledstudy[J].SchizophrRes,2010,116(2-3):107-117.

[3] 何华. 利培酮治疗复发性精神分裂症疗效观察[J]. 临床心身疾病杂志，2016，5（22）：79-80.

够进行正常的学习和工作的，但是在精神疾病复发之前，会有学习成绩下降，工作能力降低等表现，还可能脾气暴躁，经常会出现迟到、早退、与人发生争执等情况。

3. 对周围人的态度的变化。一般而言，精神疾病患者在疾病的缓解期间，和家人、同事、朋友以及身边的人都能相处融洽。但是在精神疾病复发之前，患者的情绪跟平常时候出现差异，会有突然孤僻、不合群、不与人交往、低头沉思，有些会悲喜无常，或对朋友亲人变得漠不关心，不能与人正常沟通等；或者蛮横不讲理，易冲动，或莫名其妙地发脾气，无理取闹，纠缠不休等表现。

4. 自身疾病的态度的改变。在精神疾病有所缓解期间，患者通常愿意看病，配合医生治疗。但是疾病复发前或者当时，患者可能表现出对看病的一种极为抵触心理，甚至坚信自己没有病，并且拒绝看病、吃药；或身体经常出现不适症状，如头昏、头痛、疲乏、肢体酸痛等，但这些症状常常变化不定，模糊不清。

5. 患者的日常生活情况变化。精神疾病患者生活没规律，无缘无故出现睡眠困难，如突然出现入睡困难，早醒，或是夜间不睡，白天不起，长时间不脱衣服、不讲究个人卫生等情况，就要注意疾病有复发的可能。

三、如何预防精神疾病的复发？

精神疾病复发率的高低受多种因素影响，如：社会对患者的歧视偏见，过多指责，不坚持服药等。有调查显示，当停药 12 个月后复发率将近 80%，24 个月后复发率达到 95%[1]。如果社会、家庭成员能以平等、关怀、鼓励态度对待患者，加上患者能坚持服药，则复发率可大幅下降。预防精神疾病的复发，患者及其家庭成员需要注意以下几个方面。

1. 坚持维持量服药治疗是最有效的预防复发措施[2]。患者及家属

---

[1] Gitlin M, Nuechterlein K, Subotnik KL, et al. Clinical outcome following neuroleptic discontinuation in patients with remitted recent-onset schizophrenia. Am J Psychiatry. 2001. 158(11): 1835-42.

[2] 寸金芝，赵丽琴.Morisky 问卷评价精神分裂症恢复期患者服药依从性的信度和效度[J]. 临床精神医学杂志,2016,26（3）:185-186.

可以共同学习精神药物的知识，对药物的作用、不良反应有所了解，知晓服用药物应维持的年限及服用中的注意事项。患者按时复诊，在医生指导下服药，不擅自增药、减药或停药。能识别药物不良反应的表现，并能采取适当的应急措施。因此，患者和家属要高度重视维持治疗是预防精神疾病复发的重要措施之一。

2. 及时发现复发的先兆，及时处理[1]。精神疾病的复发是有先兆的，如睡眠障碍、情绪不稳、生活不自理、懒散等现象。只要及时发现，及时在医师指导下调整药物和剂量，一般都能防止复发。

3. 坚持定期门诊复查。一定要坚持定期到门诊复查，使医生连续地、动态地了解病情，使患者经常处于精神科医生的医疗监护之下，及时根据病情变化调整药量。通过复查也让患者及时得到咨询和心理治疗，解除患者在生活、工作和药物治疗中的各种困惑，这对预防精神疾病的复发也起着重要作用。

4. 减少诱发因素。家属及周围人要充分认识到精神疾病患者病后精神状态的薄弱性、敏感性，帮助安排好日常的生活、工作、学习。经常与患者谈心，帮助患者正确对待疾病和生活，提高其心理承受能力。

5. 社区精神疾病防治机构支持。社会上有相应的精神疾病的防治机构，能提供基层医疗保健组织，普及精神疾病的防治知识。在社区精神疾病防治机构建立以来，精神疾病的复发率有较明显的下降[2]。

四、家属的自我心理如何调适？

一旦有家庭成员患有精神疾病，就意味着家庭生活会与之前不同，是让疾病改变家庭的幸福，还是家庭的力量改变疾病，让家庭幸福得到延续，这与患者家属心理调适好坏有关。由于精神疾病患者多数没有自知力，不会主动到精神疾病医院求医，因此患者治疗的决定权更多的是掌握在患者家属手里。当家属在发现患者异常后，往往会存在几种心理误区。

---

[1] 曹新妹.精神科护理学［M］.人民卫生出版社，2009:190.

[2] MenearM,ReinharzD,CorbiereM,eta1.OrganizationalanalysisofCanadiansupportedemploymentprogramsforpeoplewithpsychiatrcdisabilities[J].SocSciMed,2011,72(7):1028-1035.

1．否认心理。疾病早期，患者常表现为失眠、独处、偶尔自语自笑、与家人及朋友疏远、认为领导及同事故意搞他，工作学习效率降低等。家属往往不认为是病，认为是闹情绪、是性格问题、是失恋或工作不顺利等因素而引起的。总之，尽量找出一些能解释患者这些不正常行为的理由。为此，他们会做患者的思想工作，甚至为患者介绍男女朋友或马上结婚，或者带患者外出旅游、散心，有时甚至不惜一切代价为患者换工作单位。显然，这样做于事无补，反而会延误早期诊治。

2．遮掩心理。这类家属知道自己的亲人患了精神疾病，他们在焦虑、不安、恐慌之际想为患者治疗，却又担心患者的婚姻和前途会受到影响，或日后背上"疯子"称号在社会上难以立足。基于以上原因，家属常偷偷将患者送入医院，而在左邻右舍、同事、朋友等面前谎称患者走亲戚、外出等。持这种心态的家属，待患者病情稍有好转就立即将其接回家。回家后对患者角色难以认同，仍按以往生活习惯对待患者，结果就很难较好地配合治疗，这样的家属往往在一年内就反反复复将患者送入医院好几次，有些甚至一个月就有几次。

3．迷信心理。当患者出现幻觉、妄想、兴奋躁动、行为异常等精神症状时，家属由于缺乏精神卫生常识，而错误地认为是撞鬼或中邪，大搞迷信活动，既延误了病情，又耗费财力和物力，导致病情迁延难愈。

4．自责心理。患者家属感觉自己未能很好地照顾患者，致使其患上精神疾病。这类家属很容易对患者产生百依百顺的心理，过分迁就患者，认为医院生活艰苦或偏信患者说的有些药吃了有不良反应等，而将患者接回家休养，不让他们做事，甚至连最基本的生活起居都给予照顾，这样做对患者有百害而无一利。要知道，精神疾病患者的康复期就是应进行各项工娱疗活动，以避免患者的社会功能受损。

5．心有余而力不足。有些家属的确想让患者接受正规治疗，但家庭经济困难难以支付医疗费用而终止治疗。要知道如半途而废，患者将永远失去最佳的治疗时机而最终成为家庭及社会的一个永久负担。

6．厌倦心理。对于反复发作、多次住院病情仍不能控制的患者，部分家属渐渐对患者失去信心，认为自己已经尽力，问心无愧了，于是终止治疗或将患者锁在家中或任其外出流浪乞讨。某些经济宽裕或有医保的则让患者长期住医院，不闻不问，这是对患者极端不负责任的态度。

7. 要求在短时间内治愈精神疾病。精神疾病的发生、发展有其自然规律，当处在急性发作期时，即使及时接受治疗，控制病情仍需要一段时间。考虑到患者对药物的承受性、药物可能出现的不良反应以及药物的起效时间等因素，用药的原则通常都是小剂量到大剂量逐渐调整。因此，有的患者病情控制较慢或治疗早期病情出现反复是有可能的，有的家属对此不理解，治愈心切，对医生多加指责，对治疗进行干预或者中断治疗，因而影响治疗效果[1]。

由此可见，家属在错误的心态支配下而做出错误的认定，常常会贻误患者的最佳治疗时机。这种情况常需花费更大的代价才能达到应有的治疗效果，有些甚至会造成预后不良。

本篇作者简介

沈燕敏

- 上海市浦东新区精神卫生中心暨同济大学附属精神卫生中心（筹）
- 病区护士长，主管护师，心理治疗师（中级）
- 主攻临床护理，从事精神科护理工作 18 年
- 主持完成上海市浦东新区卫生系统优秀青年医学人才培养主攻课题的研究，发表多篇论文。2010 年被评选为"浦东新区优质护理服务先进个人"称号；2016 年荣获浦东新区卫生计生系统"巾帼建功标兵"称号；2018 年度所带领的科室被评为"浦东新区卫生计生系统文明服务示范病区"称号

[1] Twamley EW,Vella L,Burton CZ,et al.The effieacy of supported Employ-ment for middle-aged and other people with schizophrenia[J]. Sehizophr Res,2012,135(1-3):100-104.

认知功能障碍的康复护理

认知是指大脑接受外界信息，人类获得知识和应用知识的过程，包括信息的输入、编码、储存、提取这几个过程，是人类最基本的心理过程。认知包括知觉、学习、记忆、语言视空间、执行、计算、理解判断等。

认知功能障碍是指在学习、思考、推理、判断等认知过程的损伤，同时伴有失语、失用、失认或失行等改变的病理过程。主要包括记忆障碍、定向障碍、语言障碍、视空间能力受损、计算能力下降、判断和解决问题能力下降。

认知功能障碍的高发病率给社会和家庭造成极大负担，由于痴呆症的中晚期疗效不佳，早期识别老年人的智能衰退并及时进行干预治疗已经成为各界的关注焦点和社会发展的迫切要求[1]。

一、认知功能障碍与哪些疾病相关？

认知障碍的表现形式多为轻度认知障碍、痴呆、局灶性功能缺损导致的认知障碍（失语、失用、格斯特曼综合征）和其他等。

导致认知障碍的常见疾病有脑卒中、帕金森病、阿尔茨海默病、多发性硬化、慢性阻塞性肺疾病、糖尿病、癫痫、抑郁症、精神分裂症、慢性肾小球肾炎、代谢性疾病等。有研究表明：阿尔茨海默病（AD)是老年期重度认知障碍的最常见类型，约占重度认知障碍总数的 50%以上[2]。同时，相关研究也发现抑郁症患者有认知功能的损害，认知功能障碍是抑郁症患者在缓解期内社会功能仍不能完全恢复的主要原因[3]。精神分裂症患者多伴有认知功能障碍，且严重影响患者的生活质量以及社会功能[4]。

[1] 王婷, 李小凤. 认知功能障碍的影响因素[J]. 健康之路, 2014, 000(003):51-51.

[2] 郝伟, 陆林. 精神病学（第 8 版）. 北京：人民卫生出版社，2018

[3] 李仙，李建琼. 抑郁症的认知功能障碍研究[J]. 中国社区医师，2020，36（11）：89-90

[4] 陈雪凝，陈盛柏. 精神分裂症患者认知功能障碍分析与治疗[J]. 临床医药文献电子杂志，2019, 6(10)：197-198

二、治疗认知功能障碍的药物有哪些？

（一）治疗认知功能障碍的主要药物有以下几种

1．改善认知的药物。①胆碱酯酶抑制剂。多奈哌齐、卡巴他汀、石杉碱甲。②谷氨酸受体拮抗剂。美金刚。

2．改善精神行为症状的药物。①抗抑郁药。帕罗西汀、西酞普兰、舍曲林。②抗精神病药。利培酮、奥氮平、喹硫平。

3．中医药治疗。银杏叶提取物。

（二）服用以上药物需要注意

1．对认知功能障碍患者进行内科常规治疗的同时予以盐酸多奈哌齐，有利于精神智能和生活能力的提升，可促使患者回归家庭和社会并获得良好预后[1]。但服用此药物需注意心血管系统不良反应，因胆碱酯酶抑制剂的药理作用可对心率产生迷走样作用，故患有"病窦综合征"或其他室上性心脏传导疾病的患者需谨慎。

2．有研究显示，盐酸美金刚在改善老年认知功能障碍患者中的疗效时证明盐酸美金刚可在改善患者的精神神经症状方面起主要作用[2]，但需注意，严重肾功能损害患者不推荐使用该药品。

3．抗抑郁药能改善痴呆患者的认知功能、情感淡漠和提高生活质量，特别是对于额叶痴呆的患者。各种抗抑郁药的疗效差异不大，有效率多在 70%~80%，但不良反应差别很大[3]。在痴呆患者抑郁症状的治疗中选择性 5-羟色胺再摄取抑制剂使用最广泛，不良反应少，服用方便，安全及耐受性好，较适合老年患者。其中帕罗西汀、西酞普兰、舍曲林使用最多。帕罗西汀一次性给药后，可出现轻微的心率减慢、血压波动，一般无临床意义，但对有心血管疾病或新发现有心肌梗死者，应注意其反应。一般服用 1~3 周后方可显效，用药时间足够长才可巩固疗效。

---

[1] 张翠，冯淑芳，贾彩霞 ，高海茸. 盐酸多奈哌齐治疗认知功能障碍的临床疗效观察[J]，医practical临床，2020, (1)：87

[2] 贺瑜,罗兴梅.盐酸美金刚治疗老年认知功能障碍患者的疗效观察[J].癫痫与神经电生理学杂志,2020,29(4):214-219.

[3] 江开达．精神障碍药物治疗指导 ．北京：人民卫生出版社，2016

4. 典型抗精神病药不良反应大，痴呆患者耐受性较差。而非典型抗精神病药如利培酮、奥氮平、喹硫平等对愤怒、攻击行为、妄想和幻觉疗效肯定，而被广泛用于 BPSD 治疗，但可有体重增加、心脑血管事件增加及出现锥体外系不良反应等。一般来说，小剂量的抗精神病药就能较好地控制痴呆的精神行为症状。奥氮平、利培酮对痴呆精神行为症状的疗效相近较好，喹硫平的不良反应相对较轻，但其在肝肾中代谢广泛，因此有肾脏或肝脏损害的患者应慎用。

三、认知功能障碍患者有哪些康复护理措施?

（一）感觉障碍的康复

1. 感觉再教育。主要适用于感觉不完全缺损者，如周围神经损伤、神经移植及脑卒中后感觉障碍者。患者能够感觉到针刺、压力及温度变化，但触觉定位、实体辨别觉功能存在障碍。

训练方法：训练移动触觉和固定触觉的正确定位。训练程序为睁眼－闭眼感受再睁眼。当移动触觉和固定触觉被感知时即可开始，以恢复实体觉为目标。

2. 感觉脱敏。主要用于感觉过敏，常见于周围神经损伤后。可通过以下 5 个阶段进行：①用石蜡、按摩等方法产生较轻柔的刺激。②用小的按摩器、橡皮头持续按压产生中等强度的刺激。③用电振动器产生较强的刺激，并开始训练患者识别各种材料的质地（如棉球、羊毛、毛刷、小豆等）。④继续用电振动器刺激皮肤，并开始训练识别物品。⑤日常生活能力训练和职业训练，鼓励患者使用过敏部位参与活动。

3. 代偿疗法。用于感觉完全消失或严重受损时。方法有如下几种：①减少受压，定时翻身和变换体位；避免夹板的固定带或石膏过紧；避免接触锐利的物体等。②避免过热或过冷致使皮肤烫伤或冻伤。洗浴之前需用感觉正常的肢体或温度计检查水温等。③避免重复性的机械压力，可加粗工具把柄、变换工具以减少压力。

（二）知觉障碍的康复

1. 左右分辨障碍的康复主要包括以下几种

（1）在患者注视下固定给一侧肢体以触觉和本体感觉刺激；反复

使用包含左右的口令或进行与左右有关的活动等。

（2）制作标志物帮助区别左右。避免对患者使用带有"左"和"右"的口令。

2．失认症的康复

（1）视觉失认的康复主要包括以下几种：①进行各种识别训练，如让物体失认者反复识别常用品、必需品；也可在训练中给予非语言的感觉运动指导，如通过梳头来辨识梳子；有面容失认者反复用家人、亲属、朋友、名人等的照片借助语言提示进行辨识，找出照片与名字之间的联系；或从不同场景、不同角度、与不同人合影的照片中寻找熟悉的人或将某人的照片按年龄顺序进行排列帮助比较辨认；用色卡对颜色失认者进行命名和辨别颜色的练习。②鼓励患者多使用视觉外的正常感觉输入方式，如教会面容失认者利用面容以外的特征如声音、发型、身高、步态、服装等进行辨认；调整生活环境，在物品上贴标签，或把不能识别的人物名字写在其不同拍摄角度和光线的面部照片上。

（2）触觉失认的康复措施主要包括以下几种：①用粗糙的物品沿患者的手指向指尖移动进行触觉刺激；用手掌握锥形体刺激压觉感受器。摩擦刺激和压力刺激交替进行。②闭目用手感觉和分辨不同质地的材料，如砂纸、丝绸、毛巾等，强调把注意力集中在体会物品特征上。③利用视觉或健手的感觉帮助患肢进行感知,重视对物体的形状、材料、温度等特质的体验。让患者了解触觉失认在日常生活中的潜在危险性，避免损伤。

（3）听觉失认的康复措施主要是指导患者利用其他感官进行代偿，如把门铃附加闪灯等。

3．失用症的康复

（1）运动性失用的康复措施主要包括以下几种：①活动前先给予肢体本体感觉、触觉、运动觉刺激，如在制动轮椅训练前给肢体进行活动。②练习中给予暗示、提醒或亲手教，症状改善后逐渐减少提示并加入复杂动作。

（2）意念性失用的康复措施主要包括以下几种：①故事图片排序练习：如摆放 5 张或 6 张卡片，要求患者按正确的顺序排列起来组成一段情节或短故事，并逐渐增加故事情节的复杂性。②把某项日常生活能力活动分解为若干步骤练习，逐步串连起来完成一整套系列动作；如把穿衣服动作分解为拿起衣服、整理好衣服的前后左右顺序、先穿左侧或右侧、系好扣子等详细的步骤并依次进行训练。③让患者大声说出活动步骤，逐渐变为低声重复，直至默念。若不能通过描述活动顺序来促进运动改善时，应回避口头提示而采用视觉或触觉提示。④选用动作简化或步骤少的代偿方式，如使用松紧腰带裤、松紧口鞋、弹力鞋带等；慎重选择需较高水平运动计划能力的自助具，如系扣器、单手开启器等。

（三）注意障碍的康复

1．信息处理训练。

（1）兴趣法：用患者感兴趣或熟悉的活动刺激注意，如使用电脑游戏、专门编制的软件、虚拟的应用等。

（2）示范法：示范你想要患者做的活动，并用语言提示他们，以多种感觉方式将要做的活动展现在患者眼前，这样有助于患者知道让他们集中注意的信息。例如，打太极拳，边让患者看到刚柔共济、舒展流畅的动作视频示范，一边抑扬顿挫地讲解动作要领，使患者视觉、听觉都调动起来，加强注意。

（3）奖赏法：用词语称赞或其他强化刺激增加所希望的注意行为出现的频率和持续的时间，希望的注意反应出现之后，立即给予奖励。临床上常用的代币法就是一种奖赏方法。

（4）电话交谈：在电话中交谈比面对面谈话更易集中患者注意力，这是由于电话提供的刺激更专一。因此应鼓励不同住的家人、亲友和朋友打电话和患者聊天，特别是他所感兴趣的话题。

2．连续性注意训练。

可以给予动听悦耳的音乐予以声音刺激，需要大量精神控制和信息处理的竞赛性活动，如击鼓传球游戏。

3．选择性注意训练。

在活动中，将引起注意力分散或与注意无关的信息合并以增加干扰，达到强化注意选择的目的。例如，在视觉删除活动中，用塑料遮盖住引起注意力分散的图样；播放有背景噪声的磁带，找出要听的内容。

4．电脑辅助法。

电脑游戏等软件对注意的改善有极大帮助。通过丰富多彩的画面、声音提示及主动参与，能够强烈吸引患者的注意，根据注意障碍的不同成分，可设计不同程序，让患者操作完成，如模拟产品质量检验的软件即可训练注意、警觉性、视知觉等。

（四）记忆障碍的康复

1．内在记忆辅助。

（1）复述：要求患者无声或大声重复要记住的信息。复述就是进行多次的识记。在对识记材料进行最初的识记后，复述的作用就在于通过一系列识记来巩固已建立起来的联系，从而改善保持过程。复述的内容可选择数字、名字、词汇、图形或地址等项目。

（2）助记术：①图像法。也称之为视觉意象，即将要学习的字词或概念幻想成图像，这是如何记住姓名的好方法。将一个人的形象、独特的面容特征和他的名字结合起来，有助于更容易地记住他的名字。②层叠法：将要学习的内容画成图像，然后层叠起来。例如，要记住雪茄、青蛙、苹果、酒这组单词，要求学习者想象在一只大青蛙的嘴里含着一支雪茄，这只青蛙坐在个又红又亮的苹果上，而苹果正好放在一瓶昂贵的法国酒上。要求学习者记住这幅图像而不是单词。③联想法：当试图回忆一件事或一个事实时，想到有关的信息，或将新学的信息联系到已存在和熟悉的记忆中，在大脑里产生一个印象有助于记住它们，也称之为关联法。例如，向别人介绍一个新朋友，这个新朋友与他以前熟悉的老友同名，一想到老友的音容笑貌，也就记住了新朋友的名字。④故事法：将所要记忆的重点转化为故事，通过语义加工，让患者为了记忆而产生一个简单故事，在这个故事中包括所有要记住的内容。

2．外在记忆辅助。是利用身体外在辅助物品或提示来帮助记忆障碍者的方法。

常用的辅助工具可分为：①储存类工具，如笔记本、录音机、时间安排表、计算机等。②提示类工具，如报时手表、定时器、闹钟、日历、寻呼机、留言机、标志性张贴等。

（五）语言及交流障碍的康复

1．语言障碍的康复措施主要有以下几种。

（1）发音练习：例如，张嘴发"a"音，撅嘴发"u"音，收唇发

"ʃ"音。在以上训练的基础上，让患者尽量长时间地保持这些动作的姿势，先做无声的构音运动，再轻声地引出靶音。

（2）命名训练：通过实物或图片引出名称。可一张一张向患者出示图片或实物，也可同时摆放多张图片或实物如钢笔、别针等，逐一问"这是什么"？当患者答不出或答错时，可用词头音或描述物品的用途给予提示。

（3）书写训练：可以先从图文匹配开始，再进行抄写训练，逐步过渡到看图命名书写、听写、默写等。如先让患者看识字卡片红色的一面，然后将卡片反过来认"红"字，再临摹抄写"红"字。

2．促进实用交流能力的训练。

（1）交换新的未知信息：表达者将对方不知的信息传递给对方，而传统的治疗方法是进行语言治疗时，在已知单词或语句的情况下，对患者单方面提出要求。

（2）自由选择交往手段：治疗时可以利用患者口头表达的残存能力，如书面语、手势、画片、指点等代偿手段来进行交往。语言治疗师在传达信息时可向患者示范，应用患者能理解的表达手段。

（3）平等交换会话责任：表达者与接收者在交流时处于同等地位，会话任务应当是交替进行。

（4）根据信息传递的成功度进行反馈：当患者作为表达者时，对方作为接收者，根据患者对表达内容的理解程度给予适当的反馈，以促进其表达方法的修正和发展。

四、如何做好老年痴呆患者的护理？

老年痴呆症的治疗十分困难，且该疾病潜伏期较长，发病率较高，病情严重的患者生活无法自理，给社会和家庭带来许多负担。对于老年痴呆患者的治疗，康复的目的不是回归社会，而是在延长其寿命的基础上对患者的心理和体能进行调整，以促使其生活质量及生存质量的提高。

（一）生活及安全护理

帮助患者自理日常生活，而不要一切都代理。保护患者的安全，积极预防意外的发生。

1．环境安排。给患者提供一个舒适整洁、安全的环境。阳光充足，通风良好，空气新鲜，温度以22~25℃，湿度以50%~60%为宜。地面要防滑，保持干燥。床铺高度要适宜，以老年人坐在床沿脚能踩到地为宜。被褥要保持清洁、平整、干燥。厕所的距离不要太远，厕所地面也要保持干燥、防滑。耐心帮助患者将身边的物品整理放置在固定的位置，清理周围环境中的危险物品和不必要物品，防止患者找不到自己需要的物品。

2．饮食护理。老年痴呆患者因精神症状支配可出现拒食、少食、贪食或随地捡食脏物等，应注意观察患者的饮食情况。食物应富含营养，易于消化，给予高蛋白质、高维生素及低碳水化合物、低胆固醇食物。因许多老年患者无齿或装有义齿，所以食物必须便于咀嚼和吞咽，防止噎食或窒息。

3．睡眠护理。老年患者经常会出现失眠、嗜睡、睡眠规律颠倒等，应寻找其睡眠障碍的原因尽量消除。为患者创造一个舒适安静的睡眠环境并给予合适体位。部分患者睡前可给予少量点心或温热饮料。为嗜睡患者安排一些有益的活动，防止患者白天多睡而夜间失眠。对于睡眠规律颠倒者，应让其白天多参加活动，如看电视、散步等。

4．排泄护理。让患者多吃水果、蔬菜，多饮水，多运动，并鼓励患者进行有规律的锻炼，养成定时排便的习惯。精神药物的不良反应也会导致尿潴留，男性患者如果有前列腺肥大，则尿潴留的现象会更加严重。如发生尿潴留，在排除躯体疾病后，应诱导排尿，如听流水声、温水洗会阴、下腹部放热水袋、按摩膀胱等。

5．个人卫生护理。如患者大小便失禁，应及时更换湿的衣裤，保持皮肤干燥清洁，防止褥疮和溃疡的发生。定时按摩，促进外周血循环，定时翻身也是很重要的。定期督促或协助患者洗澡更衣、理发刮胡须。保持口腔清洁，对不能自理者帮助其刷牙或清洁义齿。

6．防走失。痴呆患者因记忆力及定向力障碍在外出时容易迷路而走失，故平时应限制患者独自外出，外出时最好有专人陪伴，但不要过分限制患者活动，应在一定范围内让患者自由活动。

（二）心理护理

家庭成员应多与患者主动接触、交谈，与其建立良好关系，使患者有安全感。关心和体谅患者，态度和蔼耐心，不要伤害患者的自尊心，使其在心理上放松。熟悉患者的病情，观察心理变化、生活习惯、兴趣和爱好，尽量满足一些合理要求。经常与患者交流感情并给予肌肤接触，会使患者感到身心舒畅。经常给患者提供关于目前情况的信息，如目前在何处，当前日期，周围发生的事情，可提供时钟、报纸、电视等工具。

　　老年痴呆患者通过综合康复治疗可提高患者认知功能、日常生活自理能力[1]。同时有效改善痴呆患者的控制能力，有利于其生活质量和生存质量的提升。早期发现，早期治疗，能延缓疾病的发展，减轻家庭和社会的负担。

本篇作者简介

施美丽

- 主管护师，研究生在读
- 上海市浦东新区精神卫生中心暨同济大学附属
  精神卫生中心（筹），护士长

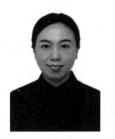

[1] 陆丽,樊海霞.综合康复护理对老年痴呆的认知功能及日常生活自理能力的影响[J].实用临床护理学电子杂志,2020,5(45):3.

心理调适的重要性

心理调适，也称"心理调节"。是指用心理技巧改变个体心理活动的绝对强度，减低或加强心理力量，改变心理状态性能的过程。

一、心理健康的标准有哪些？

心理健康是指一种持续的、积极的心理状态。个体在这种状态下，能够与环境有良好的适应，其生命具有活力，能充分发挥其身心潜能，就可被视为心理健康。

美国心理学家马斯洛和密特尔曼提出心理健康的 10 条标准：

1. 充分的安全感。
2. 生活的目标切合实际。
3. 充分地了解自己，并对自己的能力做适当的评价。
4. 不脱离周围的现实环境。
5. 能保持人格的完善与和谐。
6. 具有从经验中学习的能力。
7. 能保持良好的人际关系。
8. 能适度地发泄情绪和控制情绪。
9. 在不违背团体的要求下，能使个性得到发展。
10. 在不违背社会规范的前提下，能恰当满足个人的基本要求。

我们可以通过以上标准不断提高和完善我们的心理素质，预防心理疾病，促进身心健康。

二、心理调适的方法有哪些？

1. 塑造健康心态。①改变态度：决定心态的不是事物本身，而是对事物的看法。②享受过程：找事物最积极的方面去体会。③活在当下，对自己当前的现状满意，知足常乐。

2．矫正 A 型性格。A 型性格的特点是时间紧迫感强、竞争性强、"数字化生存"。A 型性格的矫正是减少工作，降低要求，制造闲暇，享受"无聊"，勇于承认自己"不行"。

3．减轻工作压力。学会放弃，强制休息，寻求支持。

4．提升创造快乐的能力。坚持积极的业余爱好，帮助别人，积极的自我暗示，适度宣泄。

5．调整挫折反应。可以通过继续努力或调整目标等方式努力促发积极性反应，坚决避免使用如攻击、固着、冷漠、退行等非理性反应。合理使用如曲解、反向、投射、逃避等防卫性反应。

6．寻求心理援助。善待亲人，深交朋友，相信科学。

7．避免"习得性无助"。指个体屡遭失败，并将失败归因于能力，最终产生个体无能为力、动机缺失、认知情绪缺失，并产生失败无法避免的观念。

8．懂得宽容，克服嫉妒。记住该记住的，忘记该忘记的，改变能改变的，接受不能改变的。

三、面对挫折该怎么办？

人这一生，总是会磕磕绊绊，在日常的学习和工作中，挫折是无法避免的。只有在不断的经历挫折以后才能够不断地成长。那么，遇到挫折如何进行自我心理调适？

首先，要找到问题的所在。一个人是否成熟，就要看他如何去解决问题。人生遇到挫折是非常正常的事情，关键要客观地找原因。不要妄自菲薄，认为自己的能力不行，对自己失望，否定自己。要学会就事论事，从不随意地否定自己，耐心、冷静地分析问题，调整自己的思路去解决问题。只有这样，才能够让自己真正走出困境，真正地强大起来。

其次，我们要正确看待自己。人无完人，每个人都有长短处，可以扬长补短，不要担心不如别人，要学会接受自己，确立一种自强、自信、自立的心态，否则容易形成自卑心理。遭受挫折一定要学会转换视角，换个角度看问题，问题就会有很大的变化，有许多时候，失败的挫折的体会会变成我们的人生财富，一切都是最好的安排，没有一个人会得到他所要的一切，有得必有失。所以不要害怕遭遇挫折，换个角度看问题，勇于面对。

第三，遭遇挫折时要学会自我鼓励。要有辩证的挫折观，多读些圣贤哲理与名人传记。人的一生会遇到许多挫折，如何战胜挫折，圣贤们的思想与名人们的事迹予以我们许多启示。"自古雄才多磨难"，人们最出色的工作往往正是在挫折和逆境中做出的。

第四，遇到挫折要懂得接受。如果我们遇到挫折和困境的时候，总是想着逃避，悲观失落，怨天尤人，觉得为什么问题找上自己，为什么好事都轮不到自己，这样我们就很难成长。一个人要成长，肯定会遇到挫折和困境的，只有真心地去接受挫折，才能冷静、积极地找到走出困境，解决挫折的方法。我们要有一个积极的心态，直面挫折，这样才能够发现问题，解决问题。

第五，遇到挫折懂得寻求朋友的帮助。我们遇到挫折，有时候自己的能力有限，可能一时无法解决问题，或者一时找不到解决问题的方法。这时候，我们应该懂得找身边的朋友帮忙，也许我们的问题在有的朋友那里并不是多大问题，或者朋友有更好的建议。不要自己一个人封闭起来，而是要懂得人多力量大的道理，积极寻求他人的帮助。

四、如何摆脱令人头疼的拖延症？

拖延者最大的思想毒瘤在于"先放一下，待会再行动"，对他们来说，迈出第一步总是那么艰难和沉重。治疗拖延症，首先就是执行力，想到就立刻马上去做，不给拖延留借口。其次，要合理规划好时间，最好心里默默有个计划，每天要做的事情一目了然。第三，形成珍惜时间的好习惯。以下的几个心理小技巧可以更好地帮助我们克服拖延症。

1. 比较法——让自己从心理上接受。在任务列表里挑一个比你此时你不想做的任务 A 更容易的任务 B，然后告诉自己，A 和 B 此时必须完成一个，你可以自己挑选。那么，作为大脑，肯定觉得 B 比较容易，所以就去做 B 吧。事实上，可能还有任务 C、D、E 比 B 更容易做。这样，我们就成功地欺骗了自己，让自己在心理上感到不再畏惧，就能立即去行动。

2．切断干扰源——让自己更加专注。在我们的生活中有很多干扰源，例如手机、电脑、网络等，当我们想把一件事拖延到明天去做时，一声鸟叫就可以让我们转移注意力。我们要屏蔽周围的干扰源。这种保持专注的状态很重要，本来磨磨蹭蹭要2个小时做完的事情，可能不到1个小时就被你搞定了。

3．禁止多任务操作——变得简单高效。虽然说我们的大脑是多任务操作系统，我们可以一边唱歌一边洗澡，一边听音乐一边做饭。但有的时候，单线工作可以让我们保持高度的注意力，让我们更快地完成任务，从而减少拖延的次数，培养立即完成的好习惯。

4．不要追求完美——给自己一个低的起点。有的时候由于我们追求完美的心理在作怪，导致我们还没有开始做一件事情就已经在为各种可能出现的问题而焦虑。我们可以给自己定一个很低的起点，例如我要达到一口气做200个俯卧撑，那么我可以第一天只做10个，第二天增加到15个。这样，起点很低，我就更愿意相信自己能够做完并且不会痛苦，也就敢于开始，而不是只停留在幻想的阶段。

5．创建拖延任务列表——即使拖延我们也要拖得很帅。给自己建立一个拖延任务列表，在这个列表里，罗列了很多平常没有时间去做的事情——比如学习园艺、看一本有意思的书等等。这列表中的事情都是很有意义而且不令人反感的小事。每当实在不想继续做一件事情时，可以打开拖延列表挑一件事情去做。这样，既满足了想要拖延的心理，又可以做平时没时间做的事情。

6．设定专注时间——让自己更加高效。当不想做某一件事情的时候，通常给自己设定一个计时器，当给自己定下倒计时后，心理上我们会有急迫感，这样会促使我们更加集中注意力完成任务。当出现干扰的时候，会看一下倒计时，暗示自己再坚持3分钟就结束了。这种方法很有效，时间管理上就是将大块时间切分成小块时间，更易于我们去操作，是一种化整为零的思想。

7．分解任务——开始行动的秘诀。再大的任务也可以分解成很多小的子任务，将每个子任务分配到自己的可用时间中，当所有的子任务被完成，那么一个看似不可能的艰巨任务也就搞定了。分解任务的精髓就是简化，将你想要拖延的任务分解开来，使它变成10个非常简单的子任务，只需要先完成 1 个子任务，然后告诉自己，这个任务已经做完了 1/10，可以先休息一下，然后再开始下一个子任务。这样，我们就能很快地行动起来，而不会造成拖延。

8. 坚信自己的实力——永远不要失去自信。当我们面对困难时，会有一种声音告诉我们："你不行，你不可能做到，这件事很难很痛苦。"正是有了这些弱者的声音，使得我们动摇了坚定的信念，解决方法只有一个——那就是现在开始去做，一旦你开始了，就无所畏惧。

本篇作者简介

闵婕

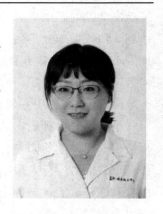

- 心境障碍科主治医师、国家二级心理咨询师
- 从事精神卫生专业工作 12 年余，有丰富的临床经验，擅长精神科常见疾病的诊治。
- 尤其在双相情感障碍，抑郁症，焦虑症，睡眠障碍等方面有一定经验，先后参加多项课题研究，发表论文数篇，获得 5 项专利。